FORMES ET PATHOGÉNIE

DE

L'HYPERTROPHIE CONGÉNITALE DES MEMBRES

PAR

Le Dr Émile QUILLON

ANCIEN INTERNE DES AMBULANCES DE LA VILLE DE PARIS
ANCIEN EXTERNE DES HOPITAUX
MÉDAILLE DE BRONZE DE L'ASSISTANCE PUBLIQUE

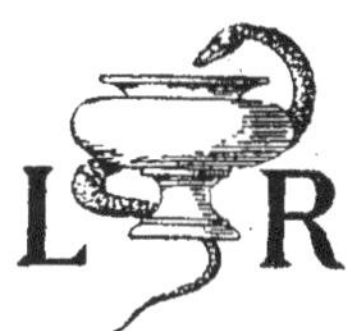

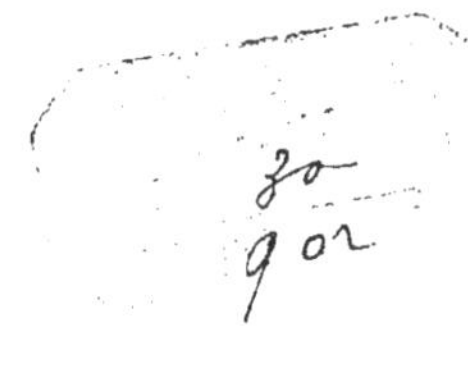

PARIS
LÉON ROUX
5, RUE DUPUYTREN, 5

1901

Te126 367

FORMES ET PATHOGÉNIE

DE

L'HYPERTROPHIE CONGÉNITALE

DES MEMBRES

BIBLIOTHÈQUE NATIONALE
R.F.
IMPRIMÉS

PAR

Le Dr Émile QUILLON

ANCIEN INTERNE DES AMBULANCES DE LA VILLE DE PARIS
ANCIEN EXTERNE DES HOPITAUX
MÉDAILLE DE BRONZE DE L'ASSISTANCE PUBLIQUE

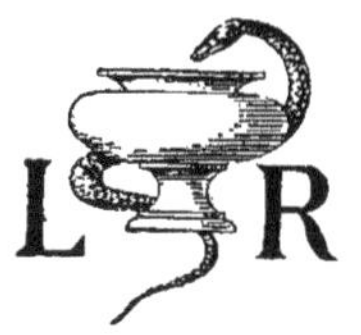

PARIS
LÉON ROUX
5, RUE DUPUYTREN, 5

1901

Te 126
367

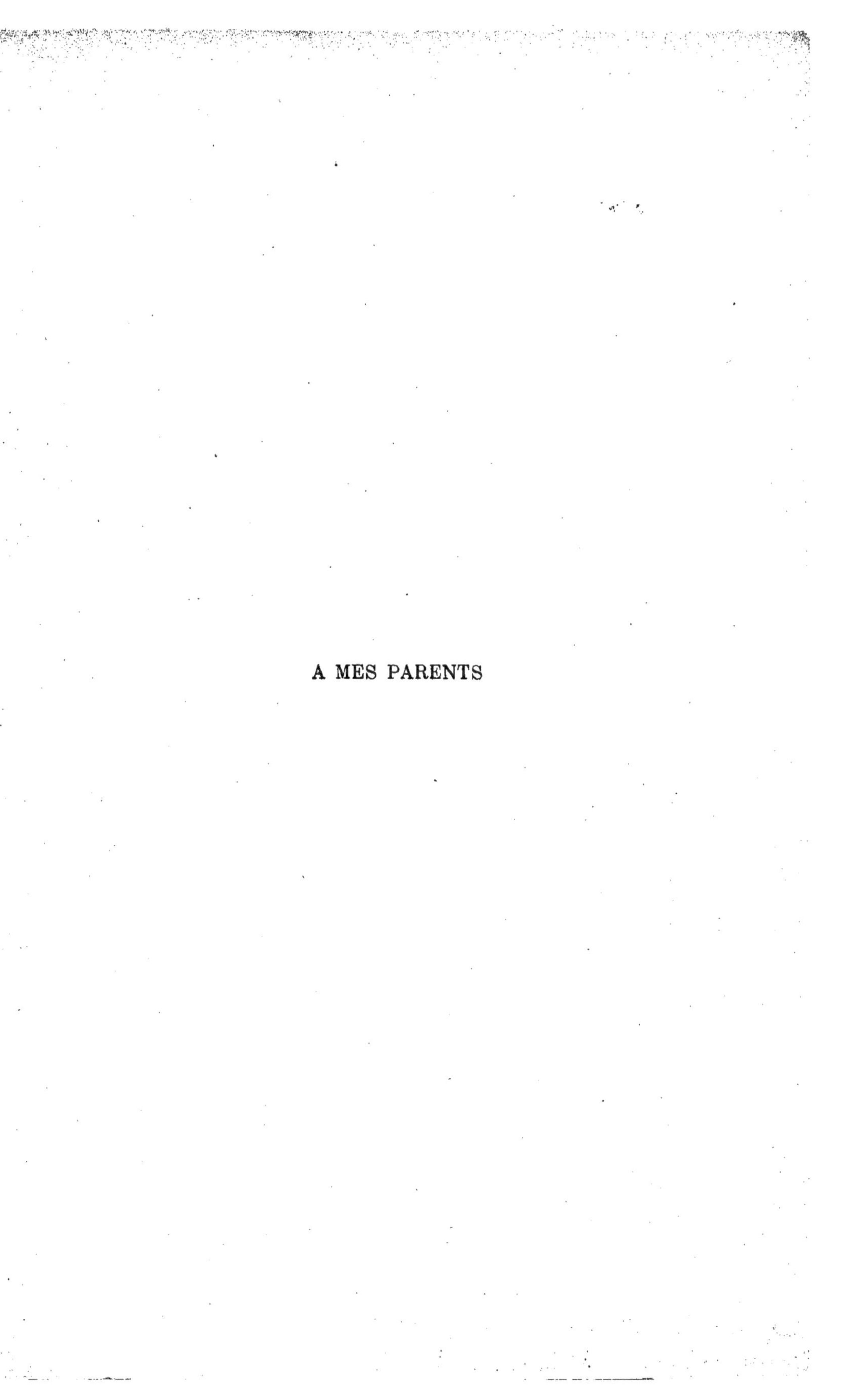

A MES PARENTS

A MES MAITRES DE L'ÉCOLE DE MÉDECINE
DE POITIERS

BIBLIOTHÈQUE NATIONALE R.F. IMPRIMÉS

A MES MAITRES DANS LES HOPITAUX DE PARIS

MONSIEUR LE DOCTEUR ANDRÉ PETIT
MONSIEUR LE DOCTEUR MAUCLAIRE
MONSIEUR LE DOCTEUR DANLOS
MONSIEUR LE DOCTEUR BOISSARD
MONSIEUR LE DOCTEUR CAMPENON
MONSIEUR LE DOCTEUR PAUL DELBET
MONSIEUR LE DOCTEUR GRISEL

A la mémoire de mon maître
MONSIEUR LE DOCTEUR HANOT

A MONSIEUR LE PROFESSEUR RAYMOND

A MONSIEUR LE PROFESSEUR FARABEUF

A MONSIEUR LE PROFESSEUR KIRMISSON

A MONSIEUR LE DOCTEUR MORESTIN

A MON PRÉSIDENT DE THÈSE

MONSIEUR LE PROFESSEUR LE DENTU

Chirurgien de l'hôpital Necker,
Membre de l'Académie de médecine
Officier de la Légion d'honneur.

I

BIBLIOTHÈQUE NATIONALE R.F.

L'hypertrophie congénitale des membres rentre dans le groupe des difformités par excès de développement. Un membre peut être atteint en totalité *(Hypertrophie totale d'un membre)* ou en partie *(Hypertrophie partielle)* ; et, dans ce dernier cas, l'hypertrophie peut affecter à la fois un ou deux segments ou bien rester cantonnée à une portion de segment : C'est ainsi qu'à côté de l'augmentation de volume de la main entière on observe l'hypertrophie d'un seul ou de plusieurs doigts, alors que la main conserve ses dimensions normales. A la classification de Masmejean (1), on peut donc ajouter l'hypertrophie isolée des doigts : la mégalodactylie. Enfin, il est des cas où l'hypertrophie atteint à la fois les deux membres du même côté, sans respecter la portion d'abdomen et de thorax intermédiaire : c'est ce que Trélat et Monod ont appelé l'hémihypertrophie.

Le terme d'hypertrophie congénitale est synonyme, pour

(1) Page : 52

certains auteurs, d'*éléphantiasis congénital*, d'*acromégalie partielle*, d'*hyperacrie*, de *gigantisme partiel*. Ces dénominations diverses, correspondant chacune à des interprétations différentes, jettent un peu d'obscurité sur l'étude de l'hypertrophie congénitale.

II

Tous les états englobés sous le terme d'hypertrophie congénitale ne sont pas identiques : *Il n'y a pas une hypertrophie, il y a des hypertrophies.*

Nous diviserons ces hypertrophies en deux grandes catégories :

1° Celles où « tous les tissus de la région considérée participent proportionnellement à la difformité » (1).

2° Celles où les diverses couches d'un membre contribuent inégalement à la constitution de l'hypertrophie.

Dans le premier cas, il s'agit de *gigantisme* proprement dit, d'hypertrophie généralisée à tous les plans : c'est l'*hypertrophie vraie* de Richardière (2).

Dans le deuxième cas, on a affaire à un pseudo-gigantisme, à une hypertrophie localisée à un ou plusieurs plans et non à d'autres. Il s'agit alors, suivant Richardière, d'une *hypertrophie fausse.*

A ces deux ordres de faits, correspondent des modalités que démontrent la clinique et l'anatomie pathologique ; et ces deux formes comportent un pronostic, un traitement différents et une pathogénie qui, peut-être, est dissemblable.

(1) M. Morestin.— *Bull. Soc. anat.*, 1899, p. 901.

(2) Richardière divise l'H. congénitale en deux variétés : l'hyp. vraie et l'hyp. fausse voir page : 53. (*Annales de dermatologie et de syphiligraphie*, 1891 p. 314).

1° Gigantisme ou hypertrophie vraie.

Que le membre soit atteint entièrement ou que le gigantisme reste localisé à un segment, une extrémité, un doigt, ce qui frappe tout d'abord c'est la régularité de la partie hypertrophiée qui, malgré son accroissement de volume, a conservé sa forme, ses saillies, ses méplats et qui, envisagée indépendamment du reste du corps, semble être normale. Mais qu'on la compare à la même partie du côté opposé, son inégalité devient flagrante; s'il s'agit d'un membre, celui-ci paraît être un membre géant; « par la pensée, accordez un développement semblable au « membre opposé, rétablissez la symétrie dans cette orga- « nisation et vous aurez un athlète d'une force hercu- « léenne (1) ».

Les téguments sont normaux comme souplesse, comme coloration; on a signalé la présence de nœvi. Chez le malade de Devouges, « la face postérieure de la main droite « était recouverte par une tache d'une coloration rouge, « peu intense, ressemblant assez aux nœvi, mais sans aucune « saillie ; la jambe droite était recouverte d'une grande « quantité de ces taches qui ne laissaient que de petits îlots « de la peau ayant la coloration normale ; on en trouvait « aussi plusieurs sur la partie latérale du thorax ».

Les dimensions sont accrues proportionnellement à chaque région ; les doigts ont conservé leur forme ordinaire ; les ongles sont seulement plus grands. La sensibilité

(1) MILLARD, Rapport sur l'observation de DEVOUGES (*Bulletin Soc. anat.*, 1856).

est normale sous ses trois modes. Les articulations fonctionnent bien ; quant à la force musculaire, elle est décuplée et la motilité du membre s'accomplit admirablement. Les os sont accrus de volume et les rayons Rœntgen décèlent cette augmentation. En résumé, « *quelle que soit la* « *portion du corps atteinte, il y a vice de conformation* « *mais pas de difformité véritable ;* les diverses portions du membre gardent des proportions régulières (1) ». Nous trouvons l'ensemble de ces signes dans l'observation de Devouges (2) : il s'agissait d'une hémihypertrophie droite étendue à la moitié correspondante de la face. « La prédo- « minance de développement du côté droit tenait évidem- « ment à un excès de nutrition de tous les tissus et n'était « pas dûe, comme on aurait pu le supposer pour les mem- « bres, à un dépôt de graisse ou un état œdémateux, quoi- « que celui-ci existât un peu sur la jambe droite. » Cet œdème tenait vraisemblablement à une gêne de la circulation; « le membre inférieur droit était variqueux ». « Les mus- « cles du bras et de l'avant-bras droits étaient bien plus « développés et plus fermes et toute la moitié du corps « était bien plus puissante... Le malade pouvait soulever « 50 kilogrammes avec l'auriculaire droit, tandis qu'il avait « peine à en enlever 25 avec le gauche ». Millard qui a rédigé un long rapport sur ce cas, « n'a pas trouvé de diffé- « rence appréciable, d'un côté à l'autre, dans les batte- « ments artériels du cou, du poignet et de la cuisse ».

Au groupe de l'hypertrophie vraie nous rattacherons les faits consignés dans les observations suivantes :

(1) TRÉLAT et MONOD, p. 539.
(2) DEVOUGES. *Bullet. Soc. anat.*, décembre 1856.

Observation I

Druard François. Moulage en plâtre de la main gauche et de la partie inférieure de l'avant-bras. Collection du docteur Parrot. Musée de l'hôpital Saint-Louis (7 août 1878).

Le médius, ainsi que le représente la figure ci-dessous, faite d'après le moulage, a l'aspect d'un doigt normalement conformé ; à ne considérer que ce doigt, on croirait avoir affaire à un sujet plus âgé

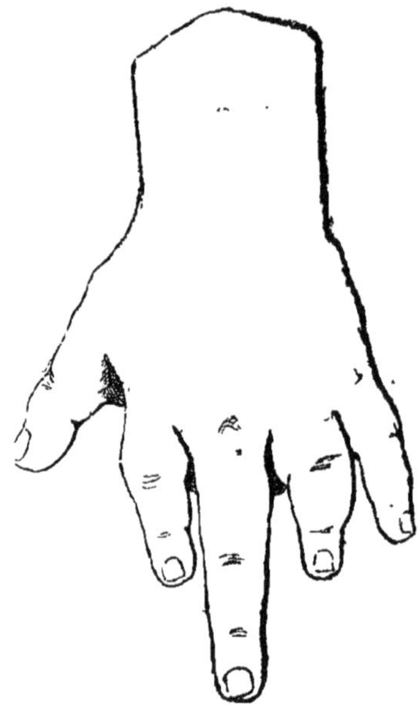

que celui auquel il appartient. *Ce médius géant dépasse de presque toute la hauteur de ses deux dernières phalanges les doigts voisins.*

Ses mensurations sont les suivantes :

Longueur : 65 mm.

Circonférence : au niveau de la 1re phalange : 60 mm.

— — 2e — 54 mm.

Il ne présente ni courbures, ni traces de strictures.

Il s'agit vraisemblablement là d'une hypertrophie vraie, de gigantisme localisé à un seul doigt.

L'étiquette du moulage fait mention d'un spina ventosa du quatrième doigt.

Observation II

Collection Parrot. Musée de l'hôpital Saint-Louis. Moulage en plâtre, non étiqueté, d'une main droite, d'enfant, et de la partie inférieure de l'avant-bras.

L'hypertrophie est régulière ; les parties hypertrophiées ont conservé leur force : *c'est du gigantisme pur.*

Les mensurations ont donné les dimensions suivantes :

Tour de la main............... 157 mm.
— du poignet............... 131 —
— du milieu de l'avant-bras.. 175 —

Pas de traces de stricture, pas de déviations des doigts.

Observation III

Collection Parrot. Musée de l'hôpital Saint-Louis. Moulage, non étiqueté, d'une main gauche d'enfant.

Les doigts sont fléchis ; ils ne présentent pas de déviations. *La main est volumineuse, et hypertrophiée régulièrement.*.

Circonférence de la main au niveau de la commissure du pouce : 144 mm.

L'avant-bras, représenté en partie sur le moulage, semble prendre part à l'hypertrophie.

Circonférence au niveau du poignet........ 123 mm.
— à 5 cm. au-dessus du poignet. 165 —

Pas de traces de stricture.

2° Hypertrophie fausse de Richardière, pseudo-gigantisme.

Considérons maintenant l'hypertrophie fausse et voyons combien elle diffère de la forme précédente. Deux aspects peuvent s'offrir à nous suivant que « l'hypertrophie est régulière ou bien qu'elle est irrégulière » (1). Cette classification nouvelle, basée sur la régularité ou l'irrégularité, a été introduite dans l'étude des hypertrophies par le professeur Kirmisson. Dans le traité des maladies chirurgicales d'origine congénitale (2), il s'exprime ainsi : « Sous « le titre d'hypertrophie congénitale, on décrit des faits « très différents les uns des autres. Dans certains cas, en « effet, il s'agit de parties qui ont subi un développement « considérable tout en conservant leurs formes normales ; « dans d'autres ce sont de véritables néoplasmes ou tumeurs « surajoutées qui donnent aux parties un volume extraor- « dinaire ».

Le tableau clinique varie donc beaucoup suivant que l'hypertrophie est régulière ou irrégulière, mais, néanmoins ces deux formes ont une origine commune qui nous les fait grouper ensemble : *Elles sont le résultat d'une hyperplasie inégalement répartie ; toutes les couches du membre ne participent pas à l'hypertrophie.*

A) ***Fausse hypertrophie régulière.*** — L'hypertrophie est-elle régulière ? le membre ou le segment de membre augmenté de volume offre à peu près l'aspect d'un membre

(1) Jouon et Kuss. *Revue d'orthopédie.*
(2) Page 732.

normal ; mais les saillies musculaires sont masquées, les méplats comblés ; chaque portion de ce membre ne conserve pas ses dimensions proportionnelles : l'extrémité inférieure de l'avant-bras, par exemple, pourra être plus volumineuse que l'extrémité supérieure ; de même, un doigt, au lieu de présenter la forme ordinaire pourra être effilé, rappelant jusqu'à un certain point le doigt en radis des polyarthrites rhumatismales déformantes progressives décrites par Fournier, ou bien sera en spatule comme dans une de nos observations personnelles (1) ; et, cela, suivant que l'hypertrophie, inégalement répartie, le sera davantage à l'extrémité ou à la racine du doigt qui nous occupe. On peut donc créer une sous-division de ces hypertrophies régulières en *hypertrophie régulière également répartie et en hypertrophie régulière inégalement répartie.* Dans cette hypertrophie régulière, la surface des téguments ne présente pas de ces saillies anormales que nous rencontrerons dans la forme suivante. Que l'on explore le membre hypertrophié, on s'aperçoit vite que l'hypertrophie n'est pas étendue, comme dans le cas de gigantisme à tous les plans du membre ; le squelette semble intact (2), les muscles non hypertrophiés sont masqués, matelassés pour ainsi dire par une adipose diffuse qui double les téguments. Cette adipose est une des caractéristiques de cette affection, ainsi que nous le verrons à l'anatomie pathologique. Conséquence logique de cet ordre de choses, la force musculaire n'est pas exagérée, elle peut même être diminuée contrairement à ce qu'on pouvait déduire de l'aspect de ce membre atteint de faux gigantisme.

(1) Voir page 28, observation XIII et la figure.

(2) Le squelette peut cependant participer à l'hypertrophie (observation IV)

Le jeu des articulations, dans certains cas, est normal ; dans d'autres, il est limité à quelques mouvements de peu d'amplitude. Quant à la gêne que provoque l'hypertrophie, elle n'existe réellement que lorsque l'augmentation de volume, quoique régulière, est considérable ; en tous cas, elle n'atteint jamais le degré qu'on rencontre dans les cas d'hypertrophie irrégulière. Ce que nous venons de dire pour un membre, s'applique également aux segments, aux extrémités et aux doigts.

Observation IV

Jouon et Kuss. *Revue d'orthopédie*. (Résumé)

Petite fille de 2 ans et demi dont les antécédents héréditaires sont négatifs au point de vue de malformations congénitales. Elle présente, depuis la naissance, une hypertrophie qui atteint les membres supérieur et inférieur gauches dans tous leurs segments et qui n'est pas généralisée au tronc ni à la face. *Les parties hypertrophiées ont conservé leurs formes.*

Mensurations :

a) longueur : pas de différence d'un côté à l'autre.

b) circonférence :

α) m. sup.	*droit*	*gauche*
au milieu du bras.................	130mm	140mm
au niveau de l'épitrochlée..........	130mm	150mm
au niveau du pli de flexion du poignet.	90mm	110mm

β) main gauche plus volumineuse que la main droite.

γ) membre inférieur	*droit*	*gauche*
circonférence cuisse à 3 doigts au dessus de rotule	210mm	230mm
— jambe — dessous.......	175mm	185mm
— au niveau des malléoles : pas de différence.		

δ) pied gauche plus développé que le droit.

Il n'y a ni déviations des doigts, ni hypertrophie des poils, ni nœvi. La peau des membres hypertrophiés est un peu plus rosée que du côté opposé. Le deuxième orteil du pied gauche est très petit et réuni au niveau de sa première phalange au troisième orteil. Le deuxième espace interdigital est donc peu profond. Il existe une légère différence de température en faveur des membres hypertrophiés.

	droite	*gauche*
Temp. prise au creux poplité	35°,6	36°
Temp. prise au pli du coude	35°,4	36°

Mort consécutive à une broncho-pneumonie morbilleuse.

L'autopsie a donné les résultats suivants : *tissu cellulo-graisseux plus abondant aux membres hypertrophiés. Muscles bien développés, teinte normale. Squelette participe à l'hypertrophie.* Pas de différence morphologique entre les deux hémisphères cérébraux.

Observation V

Observation recueillie à la clinique de l'hôpital Trousseau. (Service de M. le professeur Kirmisson.)

André Régnier, âgé de 7 mois.

Rien de particulier dans les antécédents héréditaires ; le père et a mère du petit malade sont bien portants et exempts de toute difformité. Il a trois frères également bien conformés.

Il est né à terme en présentation du sommet. Ce n'est que 3 semaines après la naissance que sa mère s'aperçut qu'il avait la jambe droite plus volumineuse que la gauche. Depuis, l'augmentation de volume ne s'est pas accrue.

L'hypertrophie est régulière, elle siège du côté droit où elle atteint l'avant-bras et la jambe. La longueur des membres est identique des deux côtés. La circonférence de la partie moyenne de la jambe droite est de 21 cm. : à gauche elle est de 18 cm. L'avant-bras droit a 14 cm. de tour et le gauche, 13 cm.

Les orteils et les doigts ne sont ni hypertrophiés, ni déformés. Il n'y a pas d'hypertrophie des poils, ni des ongles. La température est la même, à droite comme à gauche. On ne trouve pas de nœvi. Ni troubles sécrétoires, ni troubles de la sensibilité. Les articulations fonctionnent normalement.

BIBLIOTHÈQUE NATIONALE R.F. IMPRIMÉS

L'hypertrophie semble avoir pour cause un développement exagéré du tissu cellulo-graisseux sous-cutané. Les os ne participent pas à cette hypertrophie.

B) ***Fausse hypertrophie irrégulière.*** — L'hypertrophie irrégulière des membres présente un tout autre aspect : c'est dans ce cas surtout qu'il y a une difformité véritable qui reconnaît pour cause :

1° L'addition de tumeurs.

2° L'inégalité de répartition trop considérable de l'hypertrophie.

3° La déviation de la portion hypertrophiée quand il s'agit des doigts.

On comprend aisément qu'entre l'irrégularité légère, consistant en quelques bosselures et l'irrégularité la plus prononcée, il y ait place pour les formes les plus variées. Tous les aspects peuvent se rencontrer. Dans le cas de Galvani, d'Athènes, il s'agissait d'un berger de 25 ans, dont le membre supérieur droit était si colossal et si pesant que pour rétablir l'équilibre de ce poids énorme, il était obligé de se pencher du côté opposé. Cette hypertrophie considérable était aussi très irrégulière, la main avait un aspect monstrueux : le pouce, l'index, le médius constituaient à eux seuls, en grande partie, la main, les autres doigts partiellement atrophiés attirant à peine l'attention.

Dans le cas de M. Morestin (1) il s'agissait également d'un homme dont le membre supérieur gauche était bosselé, déformé, énorme et dont le poids « était une gêne perpétuelle ».

(1) *Bull. Soc. anat.*, février 1900 (Hypertrophie congénitale éléphantiasique du membre supérieur gauche).

D'après l'observation de Henderson (1), un jeune homme de 16 ans avait une main si difforme et si volumineuse qu'après amputation son poids était de huit livres.

Quand l'irrégularité siège aux doigts, elle tient soit à l'addition de tumeurs soit à des déviations. Les observations suivantes font mention de tumeurs donnant soit aux doigts, soit aux orteils, à la main ou à l'épaule une physionomie toute particulière.

Observation VI

Professeur Kirmisson. Traité des maladies chirurgicales d'origine congénitale, page 742.

Petite fille de deux jours, présentée par sa mère. C'est le 12e enfant de cette femme; tous les autres étaient bien conformés ; mais, 4 seulement restent vivants.

L'enfant porte sur le bord radial de la main droite, insérée un peu au-dessus de l'articulation métacarpo-phalangienne du pouce, une *tumeur ovoïde*, du volume d'une grosse noisette. Cette tumeur est partout lisse et de consistance égale. Nulle part elle ne donne la sensation de fluctuation. Elle est insérée sur le point indiqué, par un pédicule excessivement mince. En un point de sa surface, celui qui est tourné vers l'extrémité digitale de la main, se voit un mamelon détaché du reste de la tumeur par un sillon, mamelon au niveau duquel la peau est plus épaisse et plus rouge et qui se termine par une parcelle cornée qui est évidemment un rudiment d'ongle. *Il s'agit là bien manifestement d'un doigt surnuméraire*. La tumeur est parfaitement transparente. Le pouce lui-même présente une anomalie ; sa seconde phalange est fléchie sur la première dans le sens latéral (hallux valgus du pouce) ; il est, en outre, constamment fléchi dans la paume de la main. — Le pédicule de la tumeur fut sectionné sans incident avec la pointe fine du thermocautère.

(1) *Edimb. med. Journ.*, p. 123 et p. 877.

Dès lors, l'examen a pu être fait par M. Miraillié. A la coupe, la tumeur présente une consistance assez ferme. Sa surface de section offre une teinte légèrement jaunâtre, sillonnée par des tractus blanchâtres plus durs et plus résistants. Au microscope, la tumeur se révèle sous l'aspect d'un fibrome avec amas graisseux peu abondants ; de toutes parts, elle est entourée par une peau saine et normale présentant des glandes sébacées et sudoripares bien développées. Toute la partie centrale est constituée par un tissu fibreux assez dense, à faisceaux irrégulièrement entrelacés. Dans quelques espaces vides, laissés libres entre ces trousseaux fibreux, se voient quelques cellules graisseuses parfaitement reconnaissables.

Observation VII

M. Morestin. *Bull. Soc. anat.*, 1899, p. 901. Lipome congénital d'un orteil. (résumé)

Petit garçon de 3 ans, présentant depuis sa naissance une *hypertrophie du deuxième orteil du pied droit.* Cet orteil doit son augmentation de volume à un véritable matelas de graisse. Il est 8 ou 10 fois plus gros que le gros orteil et peut-être 30 ou 40 fois plus que son congénère du côté opposé. Il dépasse de beaucoup en avant le niveau des autres doigts. Son volume est comparable à celui d'un œuf. Il empêche le port d'une chaussure normale. La pulpe de l'orteil, excessivement développée, s'est élevée en avant, en haut et sur les côtés, débordant l'ongle qui se trouve au centre de la tumeur, enfoui dans un creux profond. Cet ongle était lui-même modifié dans sa forme (irrégulière) et dans sa direction (verticale). L'examen radiographique a été pratiqué.

Il a permis de constater ceci : Les trois phalanges ne présentent respectivement aucun changement dans leur forme qui est normale. Leurs rapports entre elles sont en outre peu modifiés. Les phalanges de l'orteil hypertrophié sont plus volumineuses que celles du même orteil du côté opposé ; la première phalange surtout est deux fois plus grosse que l'os correspondant de l'orteil voisin. L'orteil présente une coloration plus pâle qu'à l'ordinaire, une teinte blanc jaunâtre, très frappante à la face pulpaire où, chez les enfants surtout, on constate une coloration rosée. La palpation montre une différence très nette dans la consistance des tissus à la partie antérieure et à la partie postérieure. En avant, consistance très ferme et même dure. En arrière, consistance molle, dépressible, presque réductible. Les deux dernières phalanges de l'orteil ont subi une inflexion latérale par rapport à l'axe du doigt. Le squelette décrit dans son ensemble une courbe à concavité interne ; la radiographie rend compte de cette déviation. L'orteil hypertrophié, sphérique, renflé, n'exécute plus de mouvements spontanés, mais il se laisse déplacer dans le sens de la flexion ou de l'extension. Latéralement, il refoule et écarte les deux doigts voisins dont il s'est approprié une partie des téguments, La désarticulation par une incision en raquette est pratiquée ; à la dissection de l'orteil, on reconnaît que l'examen radiographique avait sensiblement grossi le squelette qui, en somme était peu modifié, et que l'hypertrophie était due à un lipome.

Observation VIII

Jouon et Küss. Note sur des cas d'hypertrophie congénitale des membres. *Revue d'orthopédie*, p. 444, 1899. (résumé)

Enfant du sexe masculin, âgé de 10 ans et demi.

Hérédité négative au point de vue des malformations. Sa mère est littéralement couverte de petits angiomes superficiels. Un frère du petit malade est atteint d'une fracture intra-utérine du tibia gauche.

Il présente une hypertrophie de l'avant-bras, de la main et des doigts du côté droit. Régulière, au moment de la naissance, l'hypertrophie a conservé ce caractère à l'avant-bras, mais *à la main elle est devenue irrégulière, par suite de l'adjonction d'une tumeur de consistance lipomateuse, au bord cubital de cette main.*

Les doigts ne présentent pas de déviations. L'observation ne relate pas de strictures sur les parties hypertrophiées.

Il existe un développement exagéré, par places, du système pileux, remarqué dès la naissance, et une pigmentation très accentuée surtout à la face dorsale de la main et de l'avant-bras. La température est la même des deux côtés. L'hiver, la main et l'avant-bras droits sont plus sensibles au froid qu'à gauche. Il y a un petit angiome sur la ligne médiane du dos, un autre à la face externe de la cuisse gauche. De nombreux nævi sont disséminés au dos, au thorax, aux aisselles. La sensibilité, au niveau des parties hypertrophiées, est conservée sous ses trois modes. Les mouvements des doigts de la main droite s'exécutent bien. La main hypertrophiée a moins de force que l'autre. La tumeur de la main est enlevée : elle est due à une production exubérante de tissu conjonctif adulte, renfermant à sa partie moyenne un certain nombre de glandes sudoripares et de cellules adipeuses, et, dans ses parties profondes, de gros faisceaux conjonctifs à disposition spéciale.

Observation IX

Jouon. *Revue d'orthopédie* (Résumé).

Il s'agit d'une petite fille qui vient de naître. Elle présente une hypertrophie totale du membre supérieur gauche, rendue irrégulière par la coexistence d'une *tumeur aussi volumineuse que la tête de l'enfant, confinant en dedans à la ligne médio-sternale, en dehors débordant la région pectorale, proéminant dans la région axillaire.* L'enfant a l'air de porter sa tumeur sous son bras. En haut, cette tumeur capitonne la clavicule et le moignon de l'épaule. Le mamelon est pris dans cette tumeur qui est mobile sur les plans profonds. A son niveau la peau est lisse, souple en certains points, tandis qu'à d'autres elle offre l'aspect de la peau d'orange. La peau qui recouvre la tumeur est angiomateuse par places : On note deux larges taches vineuses et toute une série de petites taches disséminées.

L'irrégularité de l'hypertrophie fausse peut encore tenir, avons-nous dit plus haut, à des déviations quand il s'agit des doigts. Ces déviations sont des plus variées. « Les doigts hypertrophiés conservent assez rarement « leur forme naturelle, le plus souvent, ils sont courbés « latéralement, infléchis en avant, en arrière, bosselés

« déformés par la présence d'excroissances charnues » (1). Ces inflexions antérieures, postérieures, ces courbures latérales, mentionnées par Polaillon, ne sont pas les seules à exister : il y a aussi *des déviations suivant l'axe du doigt ou de l'orteil* (2). Ainsi, sur le moulage d'une pièce étiquetée « malformation congénitale du pied gau« che. Mégalodactylie. Enfant », que nous avons examinée au musée de l'hôpital Saint-Louis, on constate nettement que le cinquième orteil, très fléchi, est dévié de telle façon que sa face externe repose sur le plan horizontal passant par la plante du pied. La fréquence absolue de ces déviations compliquant l'hypertrophie des doigts est la suivante :

a) D'après les chiffres que nous relevons dans la statistique de Polaillon, sur 43 cas de mégalodactylie on trouve six fois des déviations.

b) D'après notre statistique qui porte sur 14 cas de mégalodactylie : cinq fois nous avons trouvé la clinodactylie.

Soit, en réunissant les deux statistiques, une proportion de 11 cas pour 57 d'hypertrophie des doigts.

Dans ces 11 cas, la déviation siégeait deux fois aux orteils et neuf fois aux doigts.

Les doigts étaient atteints dans l'ordre de fréquence suivant :

Annulaire et auriculaire.	1 fois
Médius et index........	5 fois

(1) Polaillon. Article Doigt (macrodactylie) du *Dictionnaire Dechambre.*
(2) Voir observation X, page 25.

Enfin, sur les 11 cas, cinq fois la déviation était localisée à un seul doigt ; six fois elle s'étendait à deux doigts ou orteils.

Quand un seul doigt, atteint d'hypertrophie, présente une déviation latérale, il se recourbe de façon à couvrir plus ou moins les doigts voisins ou à en être recouvert. Ainsi, dans une observation de M. le professeur Kirmisson (1), « le médius est infléchi en dedans, au niveau de « l'articulation de la première avec la deuxième pha- « lange ; la flexion atteint presque l'angle droit » ; le médius croise la face palmaire de l'index et de l'auriculaire et déborde ce dernier doigt de toute la longueur de sa troisième phalange hypertrophiée. Si deux doigts voisins, participant à l'augmentation de volume, offrent des inclinaisons, la déviation peut être, soit dans le même sens, et les deux doigts s'emboîtent réciproquement (2); soit en sens contraire et les doigts forment un angle dont le sommet répond à la commissure et dont l'ouverture est plus ou moins grande suivant que la déviation est plus ou moins prononcée. C'est ce que nous avons observé chez un jeune enfant de 21 mois que nous avons examiné à la consultation de l'hôpital Trousseau : sur ce sujet, le médius très dévié, s'écartait de l'index un peu incliné latéralement en sens inverse et ces deux doigts étaient séparés à leur extrémité par une distance approximative de 8 centimètres (3).

Les quatre observations suivantes relatent des déviations des doigts et des orteils coexistant avec l'hypertrophie.

(1) P. 738, 739, *loco citato*.
(2) Voir observation XI, p. 26, et fig. 7, p. 66.
(3) Voir observation XIII, p. 28, et fig. 3.

Observation X

Collection du docteur Péan, *Musée de l'hôpital St-Louis, vitrine 105. Pièce n°547.* Année 1888. Le moulage, exécuté par M. Baretta, porte la mention qui suit : « Malformation congénitale du pied « gauche. Mégalodactylie. Enfant ».

L'hypertrophie siège à la jambe (dont la partie inférieure seule est représentée sur le moulage), au pied, aux 3e, 4e et 5e orteils.

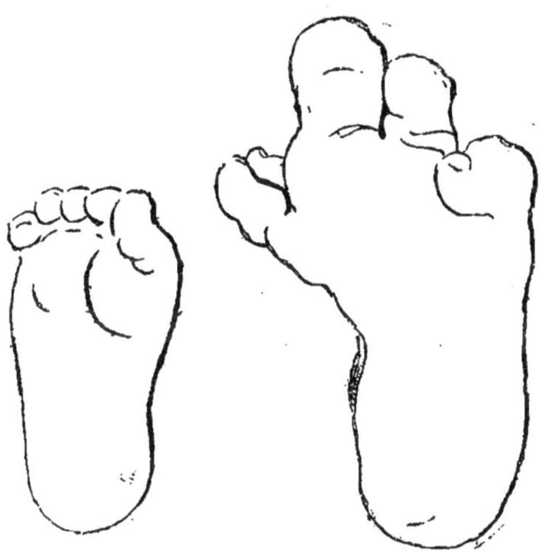

Pied droit. *Pied gauche.*
Fig. 2

Cette hypertrophie serait régulière si ce n'était la saillie volumineuse des orteils hypertrophiés et déviés.

Mensurations	*Gauche*	*Droite*
Circonférence au niveau du cou-de-pied, le mètre passant sous le talon	16 cm.	13 cm.
Circonférence au niveau de la racine des orteils.	15 cm. 7	12 cm, 2
Longueur du pied, du talon à l'extrémité du 3e orteil	15 cm. 5	8 cm. 3

Circonférence au niveau de la 2e phalange du 3e orteil	7 cm. 5	3 cm. 8
Circonférence au niveau de la 1re phalange du 3e orteil	7 cm. 3	
Circonférence au niveau du 2e orteil	6 cm. 8	

Le 5e orteil est très fléchi et dévié de telle façon que sa face externe repose sur un plan horizontal passant par la plante du pied ; il se continue sans encoche, naturellement, avec la face dorsale du pied. Il n'en est pas de même du 4e orteil qui est pour ainsi dire relié au pied par une encolure, par une étroite racine. Cet orteil a une forme et une direction normales. Le 3e orteil présente, lui aussi, une encoche à sa racine ; il est de plus très dévié : il est redressé, formant avec le pied un angle droit (1). Les 1er et 2e orteils sont rejetés en dedans, le deuxième orteil recouvrant le premier. (Voir figure ci-dessus faite d'après le moulage.)

Observation XI

Porack. *Musée de l'hôpital St-Louis. Collection générale, vitrine 95. Pièce n° 1151.* Année 1886. Moulage de M. Barretta. La pièce est étiquetée « macrodactylie. Nouveau-né ».

La main droite, seule représentée sur le moulage, est hypertrophiée en totalité ainsi que les quatre derniers doigts. Le pouce semble, en effet, normal. Les deux mains ne sont pas figurées, on ne peut donc comparer le côté hypertrophié avec la main restée normale. Voici les dimensiens de la main droite :

Du bord radial au bord cubital de la face dorsale du poignet	43mm
Du bord radial au bord cubital de la face dorsale de la main au niveau de l'articulation métacarpo-phalangienne du pouce	65 —
Longueur de la main	78 —
Longueur de l'index	45 —
Longueur du médius	49 —

L'index et le médius présentent les particularités suivantes :

(1) Voir figure 6, page 65.

La 1re phalange est en extension sur le métacarpien.

La 3e phalange est en extension sur la 2e phalange.

La 2e phalange est en flexion sur la 1re phalange.

De plus, il y a une légère inflexion latérale des deux doigts dans le même sens, ce qui fait qu'ils s'emboîtent réciproquement. La convexité est tournée du côté du pouce, la concavité du côté de l'annulaire.

Le petit doigt et l'annulaire ont leurs deux dernières phalanges étendues l'une sur l'autre et fléchies sur la 1re. La 3e phalange de l'annulaire est presque entièrement cachée par le médius dévié latéralement. Les ongles sont enchatonnés de toute part. Les tendons extenseurs ne se montrent pas sous forme de corde dans le sens de la concavité des doigts déviés (1).

Observation XII

Jouon. *Revue d'orthopédie*, page 63. (Résumé).

Il s'agit d'un enfant, premier né, qui pesait cinq kilogs cent cinquante grammes au moment de sa naissance et qui présentait un volume exagéré de la tête, des mains et surtout des pieds. L'hypertrophie est bilatérale ; elle est surtout prononcée aux membres inférieurs et, d'une façon générale, un peu plus développée du côté gauche où existent, sur le membre inférieur et le tronc seulement, de nombreuses taches næviformes. *On note une clinodactylie des orteils, plus prononcée au pied gauche. Le 1er espace interosseux est en permanence élargi. Le 1er et le 2e orteil sont constamment écartés l'un de l'autre.* Aux mains, pas de déviations.

A gauche : le gros orteil est plus volumineux qu'à droite ; il en est de même du 2e orteil ; le 3e orteil est atrophié et cette atrophie est plus prononcée qu'à droite. Ce 3e orteil est recouvert par le 2e et le 4e orteils qui sont normaux.

A droite : l'hypertrophie porte seulement sur les 2 premiers orteils. Le 3e est très atrophié et recouvert par les 2e et 4e orteils.

(1) Voire figure 7, page 66.

Comme autres particularités, mentionnons :

Un genu valgum, très prononcé, du côté gauche où il mesure 130°, léger du côté droit où il mesure 160° au goniomètre.

Une scoliose totale à convexité droite.

Une cyphose telle que, quand le malade est assis, il se tient en permanence courbé en avant.

Une proéminence du front et des bosses pariétales plus prononcée à droite qu'à gauche.

Observation XIII

(*Observation recueillie dans le service de M. le professeur Kirmisson.*)

Enfant du sexe masculin âgé de 21 mois, né le 17 octobre 1899. Cet enfant est conduit par sa mère, le 9 juillet 1901, à la consultation de l'Hôpital Trousseau où nous prenons son observation.

On ne relève pas de vices de conformation chez ses ascendants. Son père et sa mère sont bien portants. Il a eu un frère aîné, bien constitué, exempt de toute difformité, mort de broncho-pneumonie vers l'âge de 4 ans.

Quant au petit malade, il est né à terme, en présentation du sommet. — A part un volume exagéré du ventre (hydramnios probable) et une frayeur survenue vers la 6ᵉ semaine, sa mère ne signale rien de particulier au cours de cette grossesse (1). Celle-ci, actuellement enceinte de 5 mois environ, affirme que dès la nais-

(1) Signalons, à titre simplement anecdotique, cette frayeur qui, dans l'esprit de la mère est la cause de la difformité de son enfant : « J'étais enceinte,raconte-t-elle,de un mois et demi environ, quand, un jour, passant devant le porche d'une église, je fus frappée à la vue d'un indigent qui apitoyait les passants en leur montrant son bras décharné. Dans ma peur, je me joignis les mains et saisis avec la main droite l'index et le médius de ma main gauche, ne me rappelant plus qu'une femme grosse, quand elle est sous le coup d'une frayeur, ne doit se toucher aucun point du corps, sous peine de voir apparaître au même point du corps de son enfant, une difformité quelconque ». C'est ainsi que cette femme, s'appuyant sur un vieux préjugé populaire, explique le vice de conformation qui nous occupe.

sance de son enfant, la sage-femme s'aperçut de l'augmentation de volume de l'index et du médius du côté gauche.

Le petit malade fut élevé au sein : il marcha à 12 mois, il a toujours eu une bonne santé.

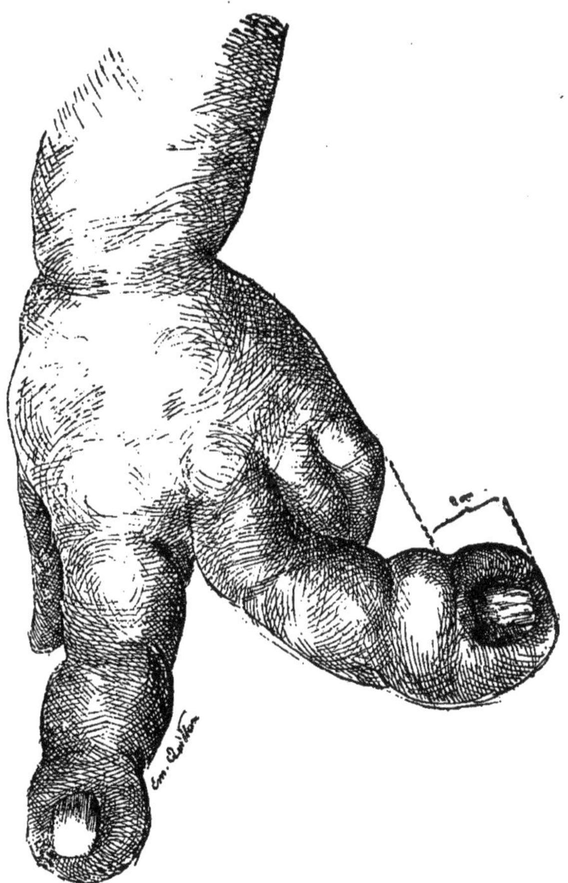

Fig. 3

Etat actuel (9 juillet 1901).

Le membre supérieur gauche est hypertrophié en totalité ; mais l'hypertrophie est inégalement répartie et l'on est surtout frappé immédiatement par le développement anormal de l'index et du médius de la main gauche. Les meusurations suivantes en donnent une idée :

Main droite :

Les doigts sont normaux.

Tour de la main = 108 millimètres.

Main gauche :

Index :

Longueur du 2e espace interdigital à l'extrémité du doigt .... 65 mm

Périmètre.

1re phalange.................................. 60 mm

2e phalange.................................. 60 mm

3e phalange.................................. 75 mm

Médius :

Longueur,

Du 2e espace interdigital à l'extrémité du doigt. 80 mm

Du 3e espace interdigital à l'extrémité du doigt. 55 mm

Pouce, annulaire, auriculaire : sont identiques aux mêmes doigts de la main droite, dont ils ont la longueur et l'aspect normal de doigts d'enfant.

Tour de la main :

Au niveau de la commissure du pouce............ 130 mm

De ces mensurations, il ressort que la main gauche est plus volumineuse que la main droite et que, seuls, l'index et le médius gauches, sont atteints d'hypertrophie.

L'index affecte, en quelque sorte, l'aspect d'une spatule. La grosse extrémité est l'extrémité distale. L'ongle est entouré, de toutes parts, par un bourrelet saillant.

Le médius est, de même, plus volumineux à son sommet qu'à son point d'attache. L'ongle est, également, enchatonné, de tous côtés, par la peau. Mais ce qui est le plus caractéristique, c'est sa déviation. Tandis que la première phalange est dans l'axe normal de la main, la phalangine et la phalangette sont infléchies sur le bord cubital, elles croisent la face postérieure de l'annulaire et de l'auriculaire qu'elles cachent, et, finalement, ce médius dépasse de deux centimètres le bord cubital de la main, prolongé. La figure 3, ci-dessus dessinée d'après nature, rend un compte exact de la déformation. Elle représente la main gauche, grandeur naturelle.

Ainsi dévié, le médius s'écarte de l'index également un peu dévié, en sens inverse, sur son bord radial, et, ces deux doigts sont, ainsi, séparés par un angle à sommet commissural.

L'hypertrophie porte aussi sur le poignet, l'avant-bras et le bras.

Poignet.........	*Gauche*	*Droit*
Circonférence..	120 mm.	110 mm.

Les deux poignets présentent des nouures manifestes.

Avant-bras..........................	*Gauche*	*Droit*
Circonf. au-dessous du pli du coude...	150 mm.	135 mm.

Bras..............................	*Gauche*	*Droit*
Circonférence au-dessous de l'insertion deltoïdienne	145 mm.	145 mm.

Epaule.............................	*Gauche*	*Droite*
Du sternum à la colonne vertébrale horizontalement en passant par l'épaule..	285 mm.	250 mm.

A la face postérieure de l'épaule gauche, on remarque une saillie volumineuse, de la grosseur d'un œuf de poule, recouverte de téguments normaux, de consistance lipomateuse.

Sur le membre hypertrophié, pas plus qu'en aucun point du corps, on ne trouve de nævi, ni de troubles trophiques. Il n'y a pas de traces de stricture ni à la base des doigts ni ailleurs. La sensibilité est conservée sous ses trois modes. La peau des régions hypertrophiées est souple, de coloration normale. La température est identique aux deux membres supérieurs. Le pouls radial gauche n'est pas, sensiblement, plus fort qu'à droite. Le petit malade imprime difficilement des mouvements aux doigts hypertrophiés.

Les os de l'avant-bras, du bras, les phalanges du médius et de l'index gauches semblent augmentés de volume.

De même qu'aux poignets, on trouve à l'extrémité inférieure des tibias, des nouures rachitiques manifestes, d'ailleurs l'enfant présente d'autres stigmates du rachitisme : déviation des tibias, à courbure antéro-interne. Front saillant.

L'examen des viscères ne donne lieu à aucune considération particulière. L'enfant est porteur d'une petite hernie ombilicale.

Que l'irrégularité tienne aux causes que nous avons exposées : qu'elle soit le résultat de tumeurs surajoutées, de déviations, ou de l'inégalité de répartition trop considérable de l'hypertrophie, elle entraîne pour le membre ou la portion du membre atteint, des troubles fonctionnels importants. L'impotence se rencontre dans la majorité des cas : le sujet ne peut se servir de ses doigts déviés ou s'en sert mal, il les meut avec difficulté ; si l'hypertrophie atteint l'irrégularité et le volume que nous avons mentionnés dans les cas de Galvani et de M. Morestin, il y a plus que des troubles de la motilité, on observe une gêne en rapport avec le volume encombrant du membre : le malade de M. Morestin « transportait comme un fardeau son « membre supérieur gauche, en le soutenant de la main « droite » ; celui de Galvani s'inclinait du côté opposé au membre hypertrophié « pour rétablir l'équilibre que « le poids énorme de ce membre tendait à rompre » (1).

C) ***Fausse hypertrophie, en général.*** — *Signes communs aux formes régulières et irrégulières.* Quelles que soient les différences morphologiques des membres atteints de fausse hypertrophie, on rencontre dans la symptomatologie des hypertrophies régulière et irrégulière des signes communs que nous allons mentionner.

La sensibilité, le plus souvent normale, peut être amoin-

(1) Kirmisson. *Loc. cit.*, p. 736.

drie, comme dans deux observations de Fischer (1), dans celle de Higginbotham (2) où il s'agissait d'hypoesthésie. On a signalé l'hypertrophie des poils : dans certains cas il existait un développement exagéré, par places, du système pileux, remarqué dès la naissance (3). Les ongles des doigts atteints participent généralement à l'hypertrophie : ils sont augmentés dans toutes leurs dimensions et présentent un aspect spécial. Ils peuvent être aplatis (4), rayés et striés (5), quelquefois modifiés dans leur direction (6) ; et la peau ambiante vient les déborder, formant autour d'eux un bourrelet qui les enchâsse (7).

Des sécrétions plus abondantes que du côté sain ont été observées sur le membre hypertrophié. Une élévation de la température a été signalée par Leblanc (8), par Jouon (9). Nous n'avons pas trouvé de différence appréciable de température entre les membres des deux côtés, chez les deux malades dont nous avons publié plus haut les observations (obs. V et obs. XIII). L'écart de température a pu être parfois si accusé que les malades eux-mêmes éprouvaient une sensation de chaleur plus forte du côté atteint.

Dans un cas relaté par J. Reid (10), d'après Robertson, la

(1) H. Fischer. — *Deutsche Zeitschrift f. chir.* B. XII, p. 7, 1880.

(2) Higginbotham cité par W. Busch (*Archiv. für Klin. chir. VII. p. 174, 1866*). Dans cette observation, l'index, volumineux, était si long que, les bras pendants, il atteignait le mollet (petite fille de 6 ans).

(3) Jouon et Kuss, observation VIII, page 21.

(4) Voir observation XI (cas de Porak), page 26.

(5) Morestin, observation VII, page 20.

(6) Morestin, même observation : l'ongle du 2e orteil hypertrophié était presque vertical.

(7) Observation XIII, page 28.

(8) *Thèse* 1896-97, n° 342.

(9) Observation IV, page 16.

(1) J. Reid. *The London and Edimb. Monthly. J.*, p. 198, 1843.

température était plus élevée du côté hypertrophié, de 2 à 6° Farenheit. Cette même observation rapporte que l'artère radiale correspondante avait une grosseur double de celle du côté opposé. Nous signalerons enfin, sur ces membres hypertrophiés la présence, inconstante, de nævi, de varices et de *strictures*. Nous reviendrons plus loin sur ces strictures, à propos de la pathogénie.

III

La clinique nous a montré l'existence de deux grandes catégories d'hypertrophie congénitale des membres : le gigantisme et la fausse hypertrophie ; l'anatomie pathologique rend compte de la différence qui existe entre ces deux formes et contribue pour une large part à établir leur individualité.

Dans le gigantisme, le membre, par tous les plans qui le constituent, participe à l'augmentation de volume : les os sont accrus en longueur, en épaisseur, cette hypertrophie osseuse démontrée par l'attitude, les mensurations et les autopsies, est aujourd'hui mise en évidence par la radiographie. Les muscles, les plans fibreux sont également plus développés : mais la fibre musculaire n'a pas dévié de la normale, elle est seulement accrue comme nombre. La peau n'est pas épaissie, le tissu cellulaire sous-cutané et la graisse ne présentent aucune particularité. Il est logique de penser que les nerfs et les vaisseaux ont suivi le développement du membre ainsi hypertrophié : la rareté des autopsies dans ces cas de gigantisme pur, compatible avec une longue existence, explique les lacunes des observations sur ce sujet. « Les faits de Curling, Coutagne, Fiedler, Ewald, etc ..
« sont des exemples d'hypertrophie simple. Ces auteurs

« ont constaté que l'augmentation de volume des doigts
« résultait d'un accroissement en longueur et en épaisseur
« des phalanges, et, par suite, d'un accroissement parallèle
« de la peau et du tissu cellulaire sous-cutané. Les tissus
« fibreux et les tendons sont aussi hypertrophiés. Dans le
« cas de Ewald où le sujet mourut de pneumonie, dans
« plusieurs autres cas où on avait pratiqué l'amputation, on
« put s'assurer par la dissection que l'hypertrophie portait
« en effet sur *tous les tissus des doigts* (1) ».

Dans la seconde forme d'hypertrophie (fausse hypertrophie), que celle-ci soit régulière ou irrégulière, l'augmentation de volume est due, le plus souvent, à une hyperplasie du tissu celluloadipeux sous-cutané, et les bosselures, les irrégularités reconnaissent comme causes des accumulations de graisse qui forment de véritables tumeurs surajoutées, de vrais lipomes.

Le membre, le segment de membre, les doigts sont rembourrés par une couche de graisse diffuse au milieu de laquelle on décèle au microscope des tractus blanchâtres, des trousseaux fibreux (2). Dans le cas de Billroth, il s'agissait d'un malade dont le médius et l'annulaire énormes étaient 4 fois plus longs que les mêmes doigts du côté opposé ; leur circonférence mesurait 29 centimètres. L'ablation fut décidée et elle permit de constater qu'ils étaient entourés par une tumeur lipomateuse s'étendant jusqu'au carpe et que l'hyperthrophie était due à une accumulation de graisse autour des phalanges augmentées en longueur et en largeur. Mais, la lipomatose ne doit pas toujours être incriminée, et, comme dans l'observation de Packard, *des lésions très marquées du tissu lymphatique, une sorte de*

(1) Polaillon. Article Doigt du *Dictionnaire Dechambre.*
(2) Observation VI, p. 19.

lymphangiome, ont pu être causes de l'hypertrophie. Habituellement, pourtant, les vaisseaux lymphatiques sont sains. Les veines, tantôt saillantes et variqueuses, conservent souvent leurs dimensions normales. On a signalé (1) une dilatation anormale des artères des membres hypertrophiés. Les muscles ne sont pas hypertrophiés, on a signalé leur atrophie. Quant aux os, ils suivent parfois l'augmentation de volume du membre hypertrophié.

(1) Cas de Reid, précédemment cité page 34.

IV

Aucune de ces formes n'est incompatible avec l'existence, mais tandis que le gigantisme permet l'accomplissement des fonctions du membre et s'accompagne d'une motilité acile et d'une force normale ou le plus souvent accrue (1), les hypertrophies fausses régulière et irrégulière entraînent, de par leur gêne, le défaut de motilité, la pesanteur et la difformité considérable du membre, un pronostic réservé. Tôt ou tard, gêné par son membre inutile, lourd, peu mobile, le malade viendra, de lui-même, en demander au chirurgien la suppression. D'autant plus que l'hypertrophie peut ne pas rester stationnaire et continuer son évolution : « La puberté donne une nouvelle impulsion à l'accroisse- « ment ; c'est alors qu'on voit les membres, les doigts « acquérir ces proportions géantes dont les figures laissées « par Meckel, Waguer, Henderson, nous donnent une idée » si saisissante (2) ».

De plus, des complications inflammatoires, des lymphangites peuvent venir encore modifier l'hypertrophie déjà si prononcée : à l'hypertrophie d'origine congénitale s'ajoutera

(1) Le malade de Devouges pouvait soulever 50 kilogrammes avec l'auriculaire droit tandis qu'il avait peine à en soulever 25 avec le gauche (voir page 11).

(2) Polaillon, *loc. cit.*

une hypertrophie en quelque sorte éléphantiasique ; des abcès pourront se former qui nécessiteront une intervention chirurgicale. Dans certains cas enfin, le pronostic est rendu délicat à cause de la possibilité des récidives.

L'observation suivante de M. Morestin est un exemple des complications inflammatoires à redouter.

Observation XIV

M. H. Morestin. *Bulletin de la Société anatomique*, février 1900. — Hypertrophie congénitale éléphantiasique du membre supérieur gauche.

J'ai fait, ce matin, 2 février, l'amputation intra-deltoïdienne à un homme de 34 ans qui, depuis sa naissance, présentait une hypertrophie considérable de la main, de l'avant-bras et du bras gauches. Cet homme est entré le 29 janvier à St-Louis, isolement nº 21. Il présente des tares multiples, un double pied-bot équin, un genu recurvatum du côté gauche, une ectopie testiculaire à droite une sorte d'état éléphantiasique du nez. Il est plus à plaindre encore sous le rapport de l'intelligence. Mais ce qui l'amène c'est l'état de son membre supérieur gauche, dont le volume est considérable, dont le poids est une gêne perpétuelle et qu'il lui faut transporter comme un fardeau en le soutenant de la main droite. Il n'a jamais pu se servir de ce membre qui n'est pas seulement inutile, mais très gênant. Voici les résultats de quelques mensurations. Circonférence de l'index, au niveau de la 1re phalange, 13 centimètres; du médius, 13, de l'annulaire, 14, du petit doigt, 10. Circonférence de la main au niveau de la partie moyenne de la paume (sous le pouce) 33, au niveau du carpe, 35, de l'avant-bras, 36 en bas, 42 en haut.

Il n'y a pas d'hypertrophie en longueur du membre et chaque segment pris isolément présente la même longueur que celui du côté opposé. Autant qu'on peut en juger, il n'y a pas de grosse modification du squelette et des muscles. *Les lésions occupent surtout les couches superficielles et principalement le tissu cellulaire sous-cutané.* La peau est pâle, blanchâtre, terne. Au palper, on perçoit une consistance élastique mais assez ferme, sans détermination de godet. C'est en somme un véritable œdème lymphatique, une sorte d'éléphantiasis du membre. Il y a eu au début malformation du système lymphatique, un sorte de lyphangiome et c'est d'ailleurs ce qu'on observe fréquemment dans les hypertrophies congénitales. Dans un grand nombre de cas ce sont des vices de développement du système lymphatique. Mais ici les complications inflammatoires ont peut-être apporté quelque modification à l'état primitif. L'état du tissu cellulaire et des lymphatiques constituait un terrain très favorable aux infections. A diverses reprises il a eu des *lymphangites, des abcès*. Il porte des cicatrices sous la clavicule, dans l'aisselle, à la face interne du bras et à la partie postérieure du coude. Ce sont les traces d'incisions qu'il a fallu faire. L'une d'elles, celle du coude, ne s'est pas refermée encore ; bourgeonnant mal, elle eût sans doute tardé encore à se cicatriser. Il faut noter expressément que tout cela est de date récente, alors que l'hypertrophie date de la naissance. Fatigué de porter ce mauvais bras, le pauvre homme en a demandé la suppression, et, il nous a paru qu'en effet il n'y avait rien de mieux à faire.

V

Le diagnostic des hypertrophies congénitales nécessite la notion exacte de congénitalité : le plus souvent, on obtient des renseignements suffisamment précis : l'augmentation de volume du membre existait à la naissance et l'on s'en est aperçu dès les premiers instants de la vie de l'enfant. D'autres fois, la difformité n'a été reconnue par les parents qu'au cours des premiers mois.

Le diagnostic des formes est basé sur la connaissance des symptômes que nous avons étudiés précédemment.

Au gigantisme appartiennent : la régularité du membre, l'accentuation des saillies musculaires, des méplats, l'augmentation en longueur, l'aspect athlétique et l'apparence normale du membre, la conservation de la motilité, de la force qui peut être accrue.

On reconnaîtra la *fausse hypertrophie* à l'apparence suivante : membre augmenté de volume, sans saillies musculaires, ni méplats accusés ; inégalité de répartition de l'hypertrophie, telle que les différents segments du membre ne conservent pas leurs proportions habituelles ; adjonction fréquente de tumeurs lipomateuses ; déformation des parties soit par déviation, soit par l'addition de tumeurs ; gêne plus ou moins prononcée du membre ; diminution de la force musculaire, de la motilité.

Quant au diagnostic de la fausse hypertrophie régulière, avec l'hypertrophie irrégulière, il découlera évidemment de l'examen attentif du membre et de la recherche des déviations des doigts, des tumeurs, des bourrelets plus ou moins volumineux en rapport avec l'inégale distribution de la lipomatose.

Les hypertrophies vraie et fausse seront faciles à distinguer des affections qui peuvent jusqu'à un certain point les simuler.

1° *L'hérédo-syphilis* peut se manifester par des réactions sur le squelette qui aboutissent à un allongement excessif des os. Edmond Fournier, dans sa thèse (1), relate des observations typiques : dans le cas de Joachimsthal, il s'agit d'un enfant chez lequel un allongement exagéré du radius avait provoqué une déviation de la main sur le bord cubital ; dans celui de Mills Jones, l'élongation portait sur les avant-bras et sur les bras. L'observation de Werther est relative à un jeune homme, infantile par le tronc et les membres supérieurs, mais géant par les membres inférieurs. Toutes ces hypertrophies osseuses se sont développées après la naissance, dans le cours de la 1re année (observation Werther), et même à l'âge de 7 ans (Davis), de 8 ans (Joachimsthal), de 10 ans (Makins).

La notion de congénitalité manque donc dans ces cas et son absence suffit pour trancher le diagnostic sans qu'on ait besoin de recourir aux stigmates concomitants de la syphilis héréditaire.

2° *L'œdème des nouveau-nés*, diffus, caractérisé par une extrême mollesse, coexistant avec une faiblesse générale de l'enfant sera distingué aisément de l'hypertrophie.

3° *L'acromégalie* se reconnaîtra par ce fait que c'est

(1) *Thèse* Edmond Fournier, p. 131.

une maladie de l'âge mûr et qu'elle entraîne une déformation symétrique et monstrueuse des extrémités.

4° *Le myxœdème* a comme caractères différentiels : sa non-congénitalité, sa diffusion, un arrêt de développement spécial et des troubles intellectuels.

5° Certains auteurs, parmi lesquels Comby, font entrer en ligne de compte dans le diagnostic de l'hypertrophie congénitale des membres, l'*éléphantiasis congénital*. Pour d'autres, au contraire, ce diagnostic est au moins inutile puisque l'*éléphantiasis congénital* peut trouver sa place dans la catégorie des hypertrophies congénitales. Le tableau fait dans les observations suivantes étiquetées « Eléphantiasis congénital » diffère-t-il tant de celui de l'hypertrophie fausse irrégulière, qu'on puisse le considérer comme correspondant à une entité différente ?

Observation A (1)

Un enfant de 7 mois, métis, né de mère hystérique à grandes attaques, a présenté dès la naissance des tuméfactions, des bosselures occupant la région dorsale, la région lombaire, la région thoracique et *le membre supérieur droit dans sa totalité*. La peau présentait au niveau des tumeurs une *coloration vineuse* bien accusée, surtout à la face postérieure du tronc et à la face externe du bras qui était le siège de *nœvi pileux*. En plusieurs points, on avait une sensation de vague fluctuation ou de masses gélatineuses. Au niveau des parties tuméfiées, la température était inférieure à celle des régions saines.

(1) Cette observation et les observations B et C sont empruntées à Moncorvo et citées par Comby dans l'article Eléphantiasis du *Traité des maladies de l'enfance*, t. v, p. 218.

Observation B

Petit garçon observé 12 heures après sa naissance. Parents sains et de race blanche. Le membre inférieur gauche avait un volume qui égalait celui de tout le reste du corps. Comparé à son congénère, il faisait, tout de suite, penser au pied d'éléphant dont le membre droit semblait être un appendice rudimentaire. Ce développement éléphantiasique commençait à l'articulation sacro-iliaque, intéressait la hanche, le pubis, les bourses, le fourreau de la verge, la cuisse, la jambe, le pied. *La peau à ce niveau était semée de nævi*; elle était lisse et adhérente aux parties sous-jacentes. Pression indolore. Sensation de masses molles et de masses dures. Circonférence au niveau de la cuisse : 50 centimètres ; au niveau de l'articulation tibio-tarsienne : 20 centimètres.

Observation C

Une fillette de 14 mois, de parents sains et blancs, a présenté, dès sa naissance, un volume énorme des pieds. Un médecin a voulu pratiquer une légère incision qui a eu pour effet une poussée lymphangitique.

Stigmates rachitiques. Au niveau des pieds, les tissus sont durs et élastiques, indolents à la pression et à la palpation. La peau est adhérente aux parties sous-jacentes. Le gonflement cesse au niveau des malléoles. Dans ce cas la compression élastique fut très efficace.

Observation D (1)

Dans cette observation, il s'agit d'un petit garçon né de parents sains. Dès la naissance, constatation des dimensions anormales du pied droit. Puis tout le membre de ce côté prend un développement progressif. A l'âge de 18 ans, on notait l'état suivant : membre

(1) Docteur Raffaele Sarra.

inférieur droit augmenté de volume et de longueur. Pied énorme. Les trois orteils du milieu sont confondus.

Syndactylie. Le petit orteil est normal, le gros orteil est hypertrophié et pourvu d'un *ongle colossal et mobile.* Le membre éléphantiasique semble lobé et *les veines sous-cutanées sont très apparentes.* Couleur normale ; cependant quand le membre reste pendant il se cyanose. Peau lisse, épaisse ; masse sous-cutanée molle, élastique avec quelques rares nodules plus durs. La peau, libre à la jambe et à la cuisse, est adhérente au pied. Indolence. Sensibilité et réflexes conservés ; chaleur normale. Mouvements très limités. L'éléphantasis s'étend à la moitié droite de la région pubienne, mais le scrotum est respecté. *Recherche négative des streptocoques* et de la filaire. Pas de sucre ni d'albumine dans les urines. La compression, le massage, d'ailleurs mal supporté, furent sans efficacité.

Pouvons-nous établir une différence entre ces observations « *d'Eléphantiasis congénital* » et les observations d'hypertrophie fausse irrégulière ? Dans les deux cas, ne trouvons-nous pas, signalés en même temps que l'augmentation de volume, la présence de nævi, de dilatations veineuses, d'anomalies de développement (syndactylie), et un développement colossal de l'ongle ? Il est donc vraisemblable que les cas rapportés sous le nom d'éléphantiasis congénital sont simplement des hypertrophies fausses irrégulières, à aspect éléphantiasique ; *dans aucun d'eux, en effet, on n'a décrit des lésions de l'éléphantiasis proprement dit.*

« Pour être démonstrative, une observation d'éléphan-
« tiasis congénital devrait remplir les conditions suivantes :
« Un état morbide identique à celui qui caractérise l'élé-
« phantiasis au point de vue clinique constaté au moment
« de l'accouchement ; des recherches histologiques et bac-
« tériologiques permettant de démontrer l'existence des
« lésions inflammatoires de la maladie éléphantiasique et
« la présence de germes pathogènes ; la persistance des

« lésions longtemps après la naissance. *L'observation*
« *typique aux résultats indiscutables manque jusque-là....*
« L'histoire de l'éléphantiasis congénital est à peine ébau-
« chée et l'ébauche même est informe. Bien plus, elle est
« surchargée de faits disparates auxquels convient non pas
« la dénomination d'éléphantiasis, mais celle de pseudo-
« éléphantiasis (1) ».

(1) DOMINICI. *Pratique dermatologique*. Art. Eléphantiasis, t. II, p. 392.

VI

Longtemps avant d'êtresignalée par Isidore Geoffroy Saint-Hilaire, dans l'Histoire générale et particulière des anomalies de l'organisation chez l'homme (1), l'hypertrophie congénitale des membres dut être confondue avec l'éléphantiasis. Dans le catalogue des thèses que nous avons feuilleté depuis 1825, il n'est fait mention, sauf dans ces dernières années, d'aucun travail se rapportant à notre sujet, alors que de nombreuses thèses sont soutenues sur l'éléphantiasis des Grecs et des Arabes.

Il faut arriver à 1850 pour trouver, dans le *Bulletin de la Société Anatomique* (2), le compte-rendu « d'un vice de conformation très singulier » ; ainsi s'exprime Foucher, l'auteur de la communication. Il rapportait le cas d'un homme dont le membre supérieur gauche était plus volumineux que le droit ; l'épaule et deux doigts de la main gauche (l'index et le médius) participaient à l'hypertrophie. Le membre abdominal gauche était également augmenté de volume, mais cette augmentation, « constituée sinon en totalité, du moins en presque totalité par un épaississement « considérable de la peau et du tissu cellulaire sous-cutané »,

(1) T. I, p. 261.
(2) Avril 1850, 1re série, 25e année.

différait de l'hypertrophie du membre supérieur due à un développement anormal des os et des muscles. Le malade affirmait, d'après les dires de ses parents, l'origine congénitale de son affection. Foucher étiqueta ce cas : « Développement excessif de certaines parties du membre thoracique. Eléphantiasis de la jambe ? » Houel interprétait cet état d'une façon identique.

En décembre 1856, Devouges (1) présente à la Société anatomique un sujet atteint d'une « prédominance de « développement du côté droit sur le côté gauche et d'un « développement hypertrophique des trois premiers doigts « de la main et du pied droits ». Millard, dans son rapport sur ce cas, dit que les hypertrophies congénitales ne sont pas rares et cite à ce propos l'opinion de Cruveilhier : « Dans l'état physiologique, une loi de balancement « préside au développement régulier des organes à leur « période d'accroissement, de prédominance, comme aussi « à leur période de décroissance absolue ou relative. Quand « les limites sont dépassées en plus, il y a hypertrophie ; « quand elles le sont en moins, il y a atrophie. Ne soyons « donc pas étonnés s'il existe des hypertrophies congéni- « tales. » Millard, se demandant quel nom donner à ces singuliers vices de conformation, « ne pense pas qu'on « puisse les classer ailleurs que parmi les hypertrophies ». Quant à les expliquer, « j'avoue, dit-il, mon impuissance « et renonce à me perdre dans des hypothèses plus ou « moins ingénieuses ».

Les cas de Devouges, de Foucher, ne sont pas des cas isolés à cette époque ; à la page 101 de son troisième volume, Cruveilhier consacre un court alinéa à l'hyper-

(1) Devouges. *Bull. Soc. Anat.* Décembre 1856.

trophie congénitale des orteils et rappelle les communications faites à ce sujet dans le sein de la Société anatomique par Broca. Il cite plusieurs modèles en plâtre du Musée Dupuytren qui présentent des dimensions colossales pour certains doigts de la main et des pieds (1).

A la même époque, Chassaignac fait deux courtes communications à la Société de Chirurgie, et, en 1858, John Adams publie une observation dans *The Lancet.*

Ainsi, jusqu'à présent, les auteurs se bornent à relater les faits d'hypertrophie, sans les interpréter ; et il faut arriver au travail d'ensemble de Trélat et Monod, paru en 1862, dans les *Archives générales de Médecine*, pour trouver une théorie explicative de l'hypertrophie congénitale des membres. Leur travail a pour titre : « De l'hypertrophie « unilatérale ou partielle du corps ». Pour ces auteurs « tout désordre est confiné dans l'appareil de la circula- « tion sanguine et les vaisseaux lymphatiques semblent « absolument indemnes : c'est là, disent-ils, ce qui per- « met de comprendre pourquoi ces hypertrophies sont « irrégulières, homogènes, semblent atteindre également « tous ou à peu près tous les tissus, tandis que dans les « hypertrophies partielles de l'éléphantiasis le derme et le « tissu cellulaire sous-cutané semblent seuls en cause ». D'après Trélat et Monod il faut rapporter la cause première de l'hypertrophie congénitale à une paralysie vasomotrice « produisant une circulation stagnante, une con- « gestion et par suite une exagération de la nutrition « dans l'organe atteint ». Cette théorie repose sur les expériences de Cl. Bernard et de Schiff. D'après ces expériences, si on sectionne les nerfs vaso-moteurs, « on abolit

(1) Millard. Rapport sur le cas de Devouges; *Bull. Soc. Anat.* Décembre 1856.

« ainsi la contractilité des capillaires et on détermine de la « congestion des tissus et une hypertrophie correspondant « aux vaisseaux paralysés ».

« Supposons donc, dit Polaillon dans son article Doigt « du *Dictionnaire Dechambre*, que, sous une influence quel- « conque, les nerfs vaso-moteurs d'un ou de plusieurs « doigts se paralysent pendant le cours de la vie intra- « utérine, les vaisseaux correspondants vont se dilater d'une « manière permanente, la nutrition va être activée et le « fœtus viendra au monde avec une macrodactylie plus ou « moins marquée ».

Telle est la théorie sanguine de l'hypertrophie congénitale que Polaillon accepte comme « la seule qui nous « paraisse satisfaisante et d'accord avec les données de la « physiologie. »

En 1866, dans les *Archives de Langenbeck*, paraît un article de Busch qui pense que l'altération causale des hypertrophies congénitales porte sur les cartilages épiphysaires dont l'accroissement morbide aboutit à l'allongement des phalanges et à la dilatation irrégulière des extrémités articulaires.

Massonaud en 1874, consacre sa thèse à la pathogénie de l'hypertrophie unilatérale partielle ou totale du corps. L'année suivante, Barwell (1) incrimine l'arrêt de développement de la tunique moyenne des artères. Cette altération, dans les rares autopsies qui aient été pratiquées, n'a jamais été constatée.

En 1875 également, MM. Mathias Duval et Le Dentu publient dans le dictionnaire de Jaccoud, un important article sur la macrodactylie.

(1) *Transactions of the Clinic Society*.

Pollosson, en 1884 (1), émet une théorie d'après laquelle c'est une altération des vaisseaux lymphatiques qui entraîne l'excès de développement des os, des muscles, du tissu cellulaire, en résumé, de tous les tissus du membre. Cette théorie a été reprise plus tard, en 1886, par Bull à la Société de Médecine de Londres et, en 1890, par Pollosson dans un article des *Archives générales de Médecine* où il cite deux cas personnels. Cet auteur accepte entièrement la théorie lymphatique, en s'appuyant sur ce fait qu'après Bull et Pollosson, « Packard avait trouvé à l'autopsie d'un mem-« bre amputé pour hypertrophie, des lésions très marquées « du tissu lymphatique, plus une dilatation kystique des « vaisseaux lymphatiques 3 ou 4 fois plus larges qu'à « l'ordinaire ».

Duzéa, dans sa thèse (2) qu'il intitule : « Sur quelques troubles de développement du squelette dus à des angiomes superficiels », attribue, ainsi que ce titre l'indique, aux angiomes superficiels des membres un rôle dans la production de l'hypertrophie osseuse des membres atteints. Pendant la croissance, d'après Duzéa, « l'hypercirculation loca-« lisée dans le réseau du nævus retentirait constamment sur « la fonction du périoste et du cartilage de conjugaison, « l'augmenterait et agirait comme un foyer constant d'irri-« tation par exagération circulatoire ». Nous ne ferons que signaler à propos de cette théorie la critique qu'en fait Leblanc (3) dans sa thèse : « Là où l'hypothèse de Duzéa est « absolument lacunaire, c'est quand il est convaincu que « l'influence du nævus est impuissante à modifier sensible-

(1) *Lyon médical*, t. XLVI, p. 588 et XLVII, p. 14, anomalies de développement et tumeurs.

(2) Lyon, 1886.

(3) *Thèse*, Paris, année 1896-97, n° 332.

« ment les parties constituantes du membre autres que l'os
« Duzéa n'est, d'ailleurs, rien moins qu'intransigeant et, à
« propos des hémihypertrophies sans nævus, particularité
« fâcheuse pour cette conception, il nous dit : Il semble de
« toute évidence que la cause réside dans une prédominance
« physiologique des centres nerveux qui président aux
« fonctions trophiques et au développement de telle ou telle
« région de l'organisme ».

Wagner, en 1887 publie dans une revue allemande (1) une statistique d'après laquelle le siège le plus fréquent de l'hypertrophie est aux membres inférieurs et à gauche et que le sexe le plus prédisposé est le sexe masculin.

En 1888, Masmejean, de Montpellier, classe, dans sa thèse, les différents cas d'hypertrophie latérale du corps en trois catégories : 1° l'hémihypertrophie totale ; 2° l'hypertrophie partielle portant sur les extrémités ou sur une extrémité seule ou encore sur un segment de membre ; 3° l'hypertrophie portant seulement sur la tète.

En 1889, Wirchow, à la Société de médecine de Berlin et Chauvel et P. Berger à la Société de chirurgie (2) rapportent des exemples d'hypertrophie congénitale.

Une discussion a lieu sur ce sujet en 1891 à la Société de chirurgie de Londres, discussion dont le compte rendu est reproduit dans le *Mercredi médical* de 1891 (3). Cette même année, Du Castel et Richardière présentent, l'un et l'autre, à la Société de dermatologie, un malade atteint d'hypertrophie de la main. Le malade de Du Castel (4) donne lieu à une discussion à laquelle prennent part Ernest

(1) *Deutsche Zeitschrift für Chirurgie.*
(2) *Bull. Soc. Chir.*, p. 468, 1889 et p. 421, 1890.
(3) Page 87.
(4) *Bull. Soc. de dermat. et de syphiligraph.*, 1891, p. 93.

Besnier, E. Vidal, Hardy, Thibierge. Du Castel demande quelle étiquette on peut mettre à son malade dont la main gauche est très hypertrophiée. L'hypertrophie s'étend jusqu'au poignet où se voit un bourrelet, limite de la lésion. Hardy considère ce cas comme de l'éléphantiasis. « Je dirais « volontiers ici : acromégalie, reprend Besnier, si ce mot « n'était pas exclusivement attaché à la maladie décrite « par M. Marie ; hyperacrie pourrait peut-être convenir. *En « tout cas, c'est une malformation et non une affection « acquise, comparable à l'éléphantiasis* ».

Richardière (1) à propos de son malade fait des considérations sur l'hypertrophie congénitale et reconnaît qu'il en existe deux variétés : « Dans une première variété qu'on « pourrait appeler hypertrophie vraie, l'augmentation de « volume porte sur les parties constituantes de la main. Les « parties molles, les tendons, les os eux-mêmes sont augmen- « tés de volume. Dans une deuxième variété, à laquelle « conviendrait le nom de fausse hypertrophie de la main et « des doigts, l'augmentation est due au développement « anormal du tissu cellulaire et de la graisse sous-cutanée. « C'est un cas de ce genre que je présente, ajoute Richar- « dière ».

En 1897, Duplay, à propos de deux cas personnels, fait à l'Hôtel-Dieu, une clinique sur l'hypertrophie congénitale. De cette leçon publiée dans la *Gazette hebdomadaire de médecine et de chirurgie* (2), nous extrayons le passage suivant qui concerne la pathogénie : « La théorie nerveuse semble, « aujourd'hui, devoir donner l'explication pathogénique de « l'affection qui nous occupe ; il est vrai que les rares « autopsies qui ont pu être faites n'ont pas permis de cons-

(1) *Annales de dermatologie et de syphiligrahie*, 1891, p. 314.
(2) N° 45, page 529, 6 juin 1897.

« tater de lésions du système nerveux, ni dans les centres, « ni dans les parties périphériques. Malgré cela, il est bien « difficile de ne pas admettre, au moins pour le développe- « ment des nævi, une origine nerveuse. Chez notre malade, « en effet, vous avez dû être frappés par ce fait que les nævi « se limitent sur la ligne médiane avec une exactitude « mathématique et qu'ils semblent répartis d'une façon « assez irrégulière, d'ailleurs, sur le trajet des branches du « nerf sciatique ou du plexus sacré. D'autre part, les trou « bles trophiques que nous avons relevés sur le membre « hypertrophié sont aujourd'hui considérés par tous les « auteurs comme étant essentiellement d'origine nerveuse. « L'affection qui nous occupe est donc à mon avis très vrai- « semblablement due à une lésion nerveuse d'origine « congénitale dont le siège et la nature nous sont encore « inconnus ».

En 1897, Leblanc, dans sa thèse, soutient aussi la théorie nerveuse de l'hypertrophie congénitale et se demande à quelle partie de l'axe nerveux central il faut vraisemblament rattacher l'hypertrophie de tel ou tel segment périphérique. Il croit avoir « trouvé, en appliquant à la théorie « nerveuse celle des métamères persistants, non pas peut- « être une solution impeccable d'une question si complexe, « mais une ébauche qui, s'appuyant à la fois sur les don- « nées embryologiques et expérimentales, recevra peut-être « un jour une démonstration éclatante, sous le champ du « microscope ».

En novembre 1898, deux nouveaux cas d'hypertrophie congénitale sont publiés dans la *Revue d'orthopédie* ; l'année suivante, Comby rapporte, également, deux cas dans les *Archives de médecine des enfants* (1). Cette même

(1) T. II, n° 5, p. 271, mai 1899.

année 1899, M. Morestin présentait à la Société anatomique (1), un jeune enfant, dont le deuxième orteil du pied droit était « 8 ou 10 fois plus que le gros orteil et peut-être « 30 ou 40 fois plus que son congénère du côté opposé » (2). En 1900, le même auteur relatait un autre cas d'hypertrophie congénitale du membre supérieur gauche dont l'état primitif avait été modifié par des complications inflammatoires (3).

Signalons enfin, parmi les travaux parus dans ces dernières années sur l'hypertrophie congénitale : l'article de Polaillon dans le *Dictionnaire Dechambre* ; l'article de Comby dans le tome V du *Traité des maladies de l'enfance*, de Grancher ; le chapitre que M. le professeur Kirmisson consacre à cette affection dans son *Traité des maladies chirurgicales d'origine congénitale* ; et les deux mémoires : le premier, de Jouon et Küss, le second de Jouon, parus dans la *Revue d'orthopédie* de 1900 et 1901, et où de nouvelles observations d'hypertrophie congénitale sont classées suivant la forme régulière ou irrégulière. M. le professeur Kirmisson, dans une clinique faite le 6 mai 1899, à l'ancien hôpital Trousseau, a démontré la nécessité de cette classification qui prend pour base la régularité ou l'irrégularité des parties hypertrophiées.

En résumé, l'historique de la question des hypertrophies congénitales, en nous faisant assister à l'évolution des idées sur ce sujet, nous a permis de recueillir des notions pathogéniques importantes que nous allons grouper maintenant. C'est pourquoi nous avons voulu décrire dans un même chapitre la pathogénie et l'historique.

(1) *Bull. soc. anat.*, 1899, p. 901.
(2) Voir l'observation VII, p. 20.
(3) Voir observation XIV, p. 39.

Pour Bull, Pollosson, Packard, Redard, la théorie lymphatique explique les hypertrophies.

Pour Barwell, la lésion primordiale et causale réside dans un arrêt de développement de la tunique moyenne des artères, d'où résulterait leur dilatation.

Pour Duzéa, l'hypertrophie serait due aux angiomes, ce qui ne s'accorde guère avec les faits dans lesquels l'hypertrophie existe seule sans qu'il y ait de nævi.

Pour Trélat et Monod « qui font ressortir les analogies « qui existent entre les lésions observées dans les hyper- « trophies unilatérales partielles ou totales et les troubles « nutritifs que l'on constate dans les cas d'anévrysmes « artério veineux, l'hypertrophie serait la conséquence de « la stase sanguine résultant d'une paralysie vaso-motrice « et cependant nous savons qu'Ollier, dans ses expériences, « n'a jamais vu l'hypertrophie du squelette se produire à la « suite de la section du grand sympathique, bien que celle- « ci produise une vaso-dilatation (1) ».

Pour Duplay, la théorie nerveuse semble seule pouvoir fournir l'explication pathogénique de l'hypertrophie congénitale.

Pour Leblanc, c'est la théorie métamérique qui donne la clef de la question.

Toutes ces théories ont été l'objet de critiques ; il n'y en a pas une seule qui n'ait subi des objections. « Parmi les « théories pathogéniques qui ont été proposées au sujet de « cette singulière affection, il en est plusieurs qui ne « reposent sur aucun fondement et à l'appui desquelles on « ne peut citer aucune preuve (2) ».

(1) Duplay. *Clinique Hôtel-Dieu. Gazette hebdomadaire de méd. et de chir.* N° 45, p. 529. 6 juin 1897.

Duplay, *loc. cit.*

Polaillon, après les avoir toutes passées en revue, conclut ainsi : « De toutes ces hypothèses, la seule qui nous paraisse « satisfaisante, et d'accord avec les données de la physio- « logie, est, sans contredit, celle de Trélat et Monod ».

Quant à Leblanc, pour mieux mettre en évidence la pathogénie qu'il invoque, il s'efforce de trouver dans les théories de Pollosson, Barwell, Trélat et Monod, un acheminement vers la théorie nerveuse ; et, alors, constatant « qu'à l'heure actuelle, l'opinion de tous ceux qui se sont « occupés depuis peu de temps des hypertrophies unilaté- « rales est orientée vers la théorie nerveuse », il applique à celle-ci la théorie des métamères persistants, hypothèse qui n'est assise sur aucun fait probant, si ce n'est sur la localisation de certains nævi. Mais il retombe dans la théorie de Duzéa qu'il a lui-même détruite.

Quant à nous, l'auteur qui nous semble le plus près de la vérité, c'est Jouon quand, après avoir exposé plusieurs cas d'hypertrophie congénitale, il se pose la question suivante : à quelle théorie rapporterai-je les cas que je viens d'observer ? et, quand il passe en revue les trois théories : lymphatique, vasculaire sanguine, et nerveuse, qui, jusque-là, avaient, chacune à l'exclusion des deux autres, recueilli tous les suffrages. Ainsi que le pensaient différents auteurs, parmi lesquels nous citerons : E. Besnier (1) qui conclut à l'existence de malformations dues à des « altérations éléphantiasiformes » ; Richardière (2) qui reconnaît deux variétés d'hypertrophie congénitale ; M. Kirmisson qui décrit les formes irrégulière et régulière de l'hypertrophie ; M. Morestin quand il dit que le groupe des hypertrophies

(1) Discussion sur le cas de Du Castel, précédemment cité page : 52.
(2) Voir page : 53.

est complexe et embrasse « des lésions diverses » et conséquemment des formes différentes ; Dominici, quand, il dit : parmi les pseudo-éléphantiasis, les états éléphantiasiques, « nous trouvons là des « hypertrophies dues au gigantisme « partiel, à des néoplasmes à types de tumeurs pures « (angiomes, lymphangiomes, angiomes plongés dans un tissu sclérosé), *il faut reconnaître à l'hypertrophie congénitale des formes diverses sur lesquelles nous avons insisté plus haut et dont chacune a pour substratum des lésions différentes. Dès lors, puisque l'on trouve des formes, des lésions diverses, pourquoi vouloir appliquer à tous les cas d'hypertrophie une même pathogénie ?*

« Tous les cas qui ont été publiés sous la dénomination « d'hypertrophie congénitale ne sont pas de même nature « et ne sauraient être rapportés à une cause unique. « *Il est des cas d'éléphantiasis congénital pour lesquels la* « *théorie lymphatique doit être acceptée* (1) ».

N'est-il pas logique, également, de penser qu'il y a des cas d'hypertrophie congénitale où la théorie sanguine doit être admise et d'autres où la théorie nerveuse semble préférable? Les auteurs qui ne se sont pas contentés seulement de fournir une hypothèse, mais qui ont étayé cette hypothèse sur des faits probants ont, presque à coup sûr, appliqué aux cas qu'ils étudiaient la théorie qui leur convenait.

Tout en prenant bien garde de vouloir trancher une question aussi difficile, nous exposerons maintenant le résultat de nos recherches au sujet de la pathogénie des hypertrophies congénitales.

En examinant, au Musée de l'hôpital Saint-Louis, les pièces dela vitrine 95, moulées par M. Baretta, et qui ont trait,

(1) Kirmisson. p. 745. Traité des affections chir. d'orig. congenit.

pour la plupart, à des affections congénitales, nos regards furent attirés par la pièce n° 908, de la collection générale, déposée par Trélat et qui porte la mention suivante : « Lé-

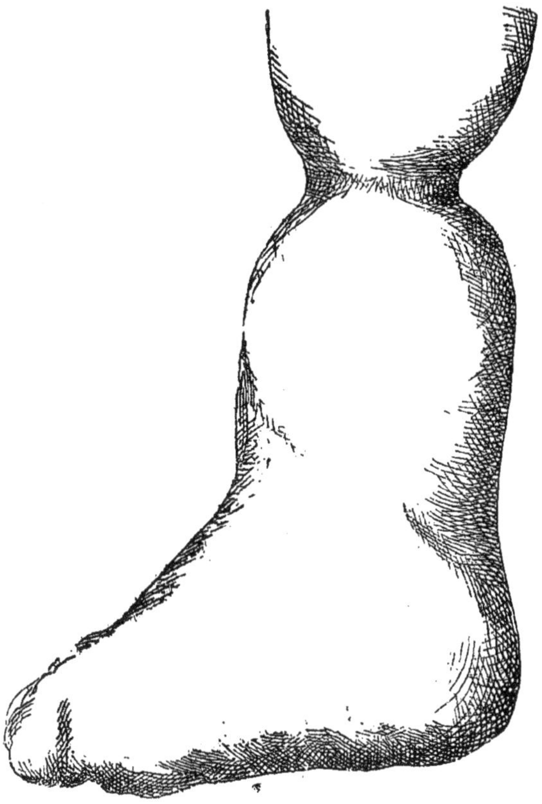

Fig. 4

« sions congénitales multiples. Stricture annulaire de la « jambe. Syndactylie. Amputation congénitale des orteils ».

Nous fûmes frappés par l'exagération de volume que présente cette jambe, au dessous de la stricture annulaire. Il y

a là un développement anormal qui rappelle l'aspect de l'hypertrophie congénitale.

Les mensurations de ce moulage nous ont donné les chiffres suivants :

Circonférence de la jambe :

au niveau de la stricture.................	19 cm. environ.
à 8 cm. au-dessus de la stricture..........	28 cm.
à 3 cm. au-dessous de la stricture.........	26 cm. 6.
Circonférence du cou-de-pied...............	26 cm.

Situation de la stricture : 18 cm. au-dessus de la plante du pied.

Hauteur : plus grande en avant qu'en arrière :
en avant : 2 cm. 1/2
en arrière : 1 cm. 1/2

Forme :
en arrière, forte encoche.
en avant : la stricture est moins profonde, et moins accusée.

Les deux seuls orteils visibles sur le moulage ont conservé leur forme : ils présentent une syndactylie membraneuse sur toute leur étendue.

Mais, ce qui fait surtout l'intérêt de cette pièce, c'est, avec la stricture et l'aspect hypertrophique sous-jacent, la coexistence d'une amputation congénitale de la dernière phalange des orteils figurés sur le moulage. Ces orteils se terminent par une extrémité arrondie : *il n'y a pas de phalange unguéale.* Le moulage ne présente pas de traces de varicosités et de dilatation des veines.

Nous avons recherché dans la littérature médicale si la présence de strictures et de marques de compression avait été signalée en même temps qu'une hypertrophie sous-jacente et nous avons trouvé les observations très intéressantes que nous allons relater :

Observation XV

Zagorski. *Mémoires de l'Académie impériale de Saint-Pétersbourg*. 6e série, t. iii, p. 3-7. Année 1834.

Sur un fœtus de 5 mois affecté d'encéphalocèle et de déformation du thorax, on trouva la jambe droite amputée ; la cuisse se terminait en un moignon arrondi et parfaitement cicatrisé d'où partait une bride membraneuse très résistante malgré son petit volume, *laquelle venait s'enrouler autour de la jambe gauche qu'elle serrait à la manière d'une ligature, produisant à ce niveau une dépression considérable. La partie du membre située au-dessous de la ligature était un peu tuméfiée.* On trouva suspendu, vers le milieu de la bride un petit corps de forme oblongue, que l'on reconnut pour le pied droit parfaitement bien conformé, avec ses cinq orteils, mais offrant seulement le volume du pied d'un fœtus de 10 à 12 semaines (1).

Observation XVI

Professeur Kirmisson. *Traité des maladies chirurgicales d'origine congénitale*. Pages : 436, 438, 439.

Petite fille de 8 ans présentant un pied-bot varus équin congénital gauche et des malformations multiples des orteils et des doigts.

La main droite offre les malformations suivantes : le pouce se termine par un moignon conique présentant à son sommet une petite cicatrice circulaire : le squelette du pouce est réduit à une phalange rudimentaire ; la phalange unguéale est complètement al sente : le métacarpien est bien conformé. *L'index est représenté par un mamelon supporté par un pédicule étroit*, renfermant dans son intérieur un squelette solide. *Le médius* est plus développé en

(1) Article : Amputations congénitales. *Dictionnaire Dechambre*, p. 2 et 3. Duplay.

longueur que l'index ; il *est constitué par deux gros mamelons saillants séparés l'un de l'autre par un sillon circulaire et porte, à*

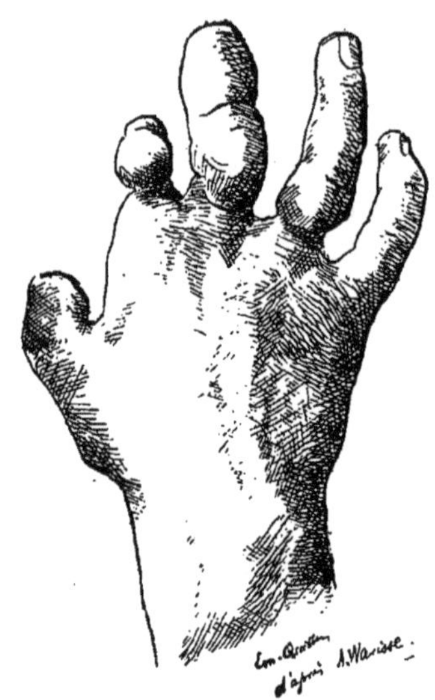

Fig. 6

sa base, un deuxième sillon d'étranglement qui le sépare du métacarpien. (Voir figure ci-dessus.)

Observation XVII

Professeur Kirmisson. *Traité des maladies chirurg. d'orig. congénit.*, p. 751.

(Hypertrophie lipomateuse diffuse du pied droit.)

Chez un petit garçon de deux mois, il existe une tuméfaction molle sur la face dorsale du pied, la face plantaire est très épaissie, le squelette semble participer à la lésion. On retrouve chez cet enfant une particularité souvent notée en pareil cas ; c'est l'existence d'une syndactylie. Elle affecte ici la forme d'une syndactylie membraneuse partielle, existant entre le deuxième et le troisième orteil. Il faut noter aussi une malformation congénitale du quatrième orteil du pied gauche, qui passe au-dessous du troisième et est comprimé par lui. *Les quatre premiers orteils du pied droit, le deuxième et le troisième orteil du pied gauche présentent sur leur face dorsale une dépression circulaire partielle qui est la trace des brides amniotiques.* Rien sur le reste du corps.

Observation XVIII

Professeur Reclus. *Bulletin et mémoires de la Société de chirurgie,* 1883, p. 758.

(Sur un cas d'amputation congénitale.)

La petite Delapierre, bien portante d'ailleurs, n'a d'autre malformation que celle des membres inférieurs. A droite, il existe un pied-bot varus et une syndactylie des trois orteils du milieu, syndactylie très remarquable en ce qu'elle est incomplète vers l'extrémité métatarsienne où l'on constate une dépression longitudinale assez profonde et terminée en cul-de-sac.

La lésion principale se rencontre à la jambe gauche ; là existe à l'union du tiers inférieur avec les deux tiers supérieurs, *un sillon circulaire profond, en tout semblable à celui que produirait une ligature énergique.*

Pour voir le fond de cette dépression ; il faut en écarter les deux lèvres saillantes en bourrelets et l'on constate que la peau y est plus rose, plus humide et légèrement desquamée.

Il est assez difficile de savoir si la face profonde du sillon est adhérente aux tissus sous-jacents. Il semble cependant que les tractions le déplacent un peu sur l'aponévrose d'enveloppe de la jambe et sur la face interne du tibia. En tous cas, les muscles se meuvent sous la ligature, ce que démontrent les mouvements de flexion et d'extension du pied et des orteils.

Au-dessus de l'étranglement, le membre n'a subi aucune altération ; les téguments, bien doublés d'un pannicule graisseux, glissent sur l'aponévrose et les muscles dont le volume paraît normal ; au-dessous du sillon constricteur, la jamble semble un peu atrophiée ; certainement, la peau est aussi bien nourrie, aussi bien doublée, aussi souple que sur les autres points du corps, mais le pied est moins long, et, déjà *sur sa face dorsale se manifeste une tuméfaction notable qui ne rappelle nullement les empâtements œdémateux, mais dont la consistance est plutôt celle d'un lipome diffus.*

Nous avons vu, à diverses reprises, dans le service de M. le professeur Kirmisson et à la consultation de l'Hôpital Trousseau, une petite fille sur laquelle nous possédons les renseignements suivants :

Observation XIX

(service du professeur Kirmisson.)

Née le 8 avril 1899, Germaine C... présente à droite un pied-bot varus équin (équinisme moyen ; varus très prononcé) ; et, à gauche des malformations congénitales multiples. Entre autres, au niveau de la partie inférieure de la jambe gauche, un sillon spirale qui décrit un tour complet et dont les deux extrémités, situées au-devant de la crête tibiale, sont séparées par un intervalle de 1 centimètre et demi environ ; en regard des articulations tarso-métatarsiennes du pied droit, un étranglement circulaire profond circonscrivant entièrement le pied ; *dans toute la partie de l'avant-pied située en avant du sillon circulaire, une augmentation de volume, non œdémateuse mais due à une sorte de lipome diffus du tissu cellulaire sous-cutané de la face dorsale du pied ; dans l'intervalle des brides, une augmentation de volume analogue.*

Parmi les moulages d'hypertrophie congénitale déposés au musée de l'hôpital Saint-Louis, nous avons cherché pour voir si nous ne trouverions pas des pièces présentant des marques de stricture, et voici ce que nous avons trouvé :

Sur un pied gauche d'enfant de la collection Péan (voir observation X) (1), existe autour de la racine du quatrième

(1) Page 25.

orteil, qui a une direction normale, une stricture profonde que représente la figure ci-dessous, dessinée d'après le moulage de M. Baretta. L'orteil est, pour ainsi dire, relié au

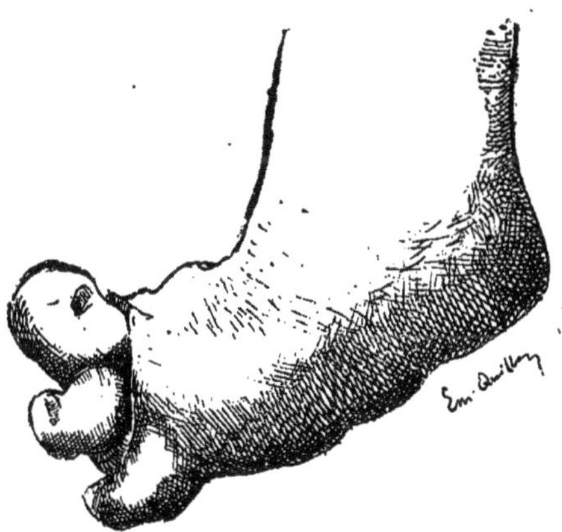

Fig. 6

pied par une encolure, une racine étroite. A la base du troisième orteil, on observe également une rainure dont l'intérêt est moindre puisque cet orteil est redressé. On remarque encore un épaississement du bord externe et un aplatissement du dos du pied, très évidents si on compare ce pied gauche hypertrophié au pied droit dont la face dorsale est convexe, et dont le bord externe est normalement conformé.

La pièce de Porack (observation XI) (1) qui représente une macrodactylie chez un nouveau-né, permet de constater à la face dorsale de la main un sillon peu marqué, visible surtout quand on examine de profil cette pièce. Il se dirige de l'articulation métacarpo-phalangienne du petit doigt à la commissure du pouce. La face dorsale de la pha-

(1) Page 26.

lange unguéale de l'index et de l'annulaire déviés sur leur bord cubital, est aplatie et l'ongle, au lieu d'avoir la convexité de celui du petit doigt, est aplati également, comme si la phalangette avait été comprimée (fig. 7).

Sur le moulage (1) de la main droite atteinte d'hypertrophie congénitale qui a fait l'objet, de la part de Richardière, d'un rapport à la Société de Dermatologie (2), on voit à la base du pouce une stricture véritable qui affecte la forme d'un sillon étroit et profond rendu plus apparent encore par l'affaissement de la peau de la main sous le poids du plâtre

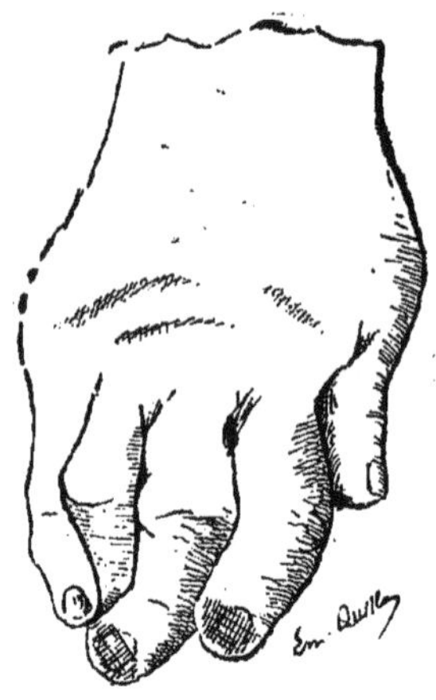

Fig. 7

du moulage. La face dorsale de la main est aplatie : elle présente, au-dessus de l'articulation métatarpo-phalangienne du petit doigt une sorte de sillon peu prononcé qui se continue avec une encoche située sur le bord externe de

(1) Moulage fait par Jumelin, en 1898. Pièce n. 1605, vitrine 99. Collection générale.

(2) *Annales de Dermatologie et syphiligraphie*, 1891, p 314.

la main, à la racine de l'auriculaire. Cette encoche elle-même aboutit au sillon digito-palmaire (fig. 8 et 9).

Du Castel fit mouler (1) par M. Baretta une main

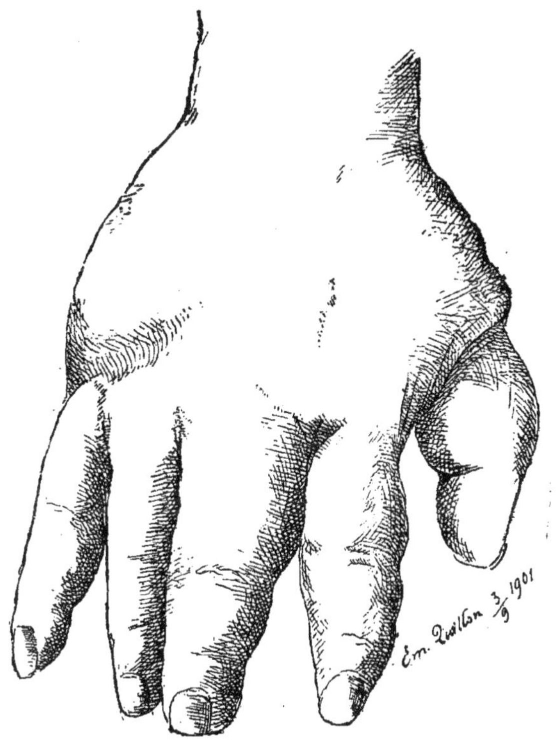

Fig. 8

d'homme, atteinte d'hypertrophie congénitale. Le malade présenté à la Société de dermatologie en 1891 avait la

(1) Moulage par M. Baretta, vitrine 95. Pièce 1538. Collection générale

(2) *Bull. Soc. Dermat. et de syphiligraph.*, 1891, p. 93.

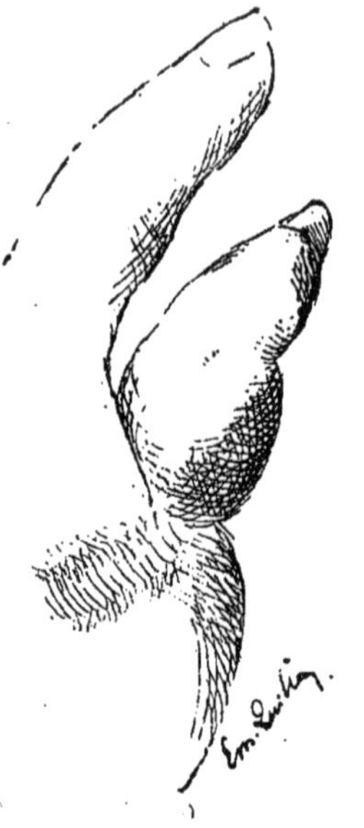

main gauche très augmentée de volume ; « cette hypertrophie s'étend jusqu'au poignet où se voit un bourrelet, limite de la lésion » (2) ; au-dessus du bourrelet, ainsi que le montre le moulage, existe une sorte d'encoche qui établit la transition entre la main hypertrophiée et l'avant-bras resté normal. Cette encoche ne serait-elle pas le résultat d'une constriction qui aurait produit au-dessous d'elle l'hypertrophie de la main ?

Fig. 9

Etant donnés ces faits où l'hypertrophie congénitale coexiste avec des marques de strictures qui se sont produites au cours de la vie intra-utérine, ne nous est-il pas permis de faire une déduction qui semble logique et de dire que, dans certains cas, l'hypertrophie congénitale pourrait bien être le résultat d'une constriction des membres fœtaux ?

« A l'inverse des autres difformités des doigts, dit Polaillon, l'hypertrophie de ces organes n'est presque « jamais héréditaire ; il n'y a qu'un seul exemple d'hérédité. « Il s'agit du fait de Boéchat dans lequel une hypertrophie « symétrique de l'annulaire de chaque main s'était transmise pendant plusieurs générations mais sans atteindre « tous les membres de la famille et sans garder absolument « chez les sujets atteints le type de la déformation primi-

« tive. *Il faut donc en conclure que le plus souvent l'hy-* « *pertrophie congénitale des doigts survient accidentellement comme une maladie du fœtus.* » Maladie de l'œuf, dirons-nous, forts de l'observation de Bar, publiée dans la thèse de Fournier fils, p. 228. — Dans cette observation, très importante, *ne voyons-nous pas, en effet, un arrêt de développement de l'amnios et une large perforation des membres coexister avec une hypertrophie de la paroi antérieure de l'aisselle?*

Observation XX

(Communiquée par le docteur Bar. *Thèse* Fournier, p. 228.)

Arrêt de développement de l'amnios. Membranes largement perforées ; fœtus en rapport partiellement avec la cavité utérine. Double pied-bot varus équin. Ectopie testiculaire double. Malformations cutanées.

Père alcoolique invétéré et tuberculeux, niant tout antécédent spécifique. Mère âgée de 37 ans, de bonne santé, indemne actuellement de toute apparence de syphilis. Elle raconte que trois ans après son mariage elle a souffert de céphalées, de maux de gorge, et de douleurs articulaires, tous symptômes qui ressortissent sans doute à une infection syphilitique. Elle a eu 10 grossesses. Au cinquième mois de sa dernière grossesse, hémorrhagie légère. Depuis ce moment, la malade perd continuellement un peu de sang et ces hémorrhagies se continuent jusqu'au moment de l'accouchement. Pendant le septième mois, deux fois elle perd une assez grande quantité d'eau mélangée de sang.

Accouchement prématuré au huitième mois. Enfant mort durant le travail.

L'enfant et les membranes présentent les monstruosités suivantes :

Placenta volumineux par rapport à l'enfant ; poids 380 grammes.

Membranes largement perforées : L'orifice qu'elles présentent est limité par un bord au niveau duquel le chorion et l'amnios adhèrent l'un à l'autre. Par cet orifice, le cordon pénètre dans une cavité formée par des membranes non plissées mais peu épaisses et qui est beaucoup trop petite pour avoir pu contenir le fœtus. Le chorion ne s'insère pas au bord du placenta qui sur les 4/5 environ de sa circonférence est largement marginé. Le cordon s'insère sur la face fœtale du placenta à 3 centimètres environ en dehors du centre du chorion basal. L'orifice des membranes est singulièrement comparable à un véritable ombilic amniotique qui aurait persisté et aurait laissé à un certain moment échapper le fœtus hors des membranes. La malformation du fœtus, les faibles dimensions de la cavité ovulaire, la forme régulière de l'orifice, l'adhérence du chorion et de l'amnios à ce niveau et seulement à ce niveau, l'existence d'un placenta largement bordé, l'absence de traumatisme peuvent plaider en faveur de cette hypothèse. Quelle que soit l'interprétation acceptée, il n'est pas moins vrai que dans ce cas le fœtus a dû vivre pendant un certain temps dans la cavité utérine, sans être entouré par les membranes de l'œuf.

Fœtus pesant 1400 grammes. Il présente les malformations suivantes :

Double pied bot varus équin.

Ectopie testiculaire double.

Malformations cutanées :

La paroi cutanée antérieure de l'aisselle descend jusqu'à la moitié du bras ; non seulement elle masque absolument le creux de l'aisselle, mais, formant une sorte de bride entre la paroi thoracique et le bras, elle entrave singulièrement ce dernier dans ses mouvements d'abduction.

Au dessous du pubis, il existe un volet cutané qui descend au devant des organes génitaux et les masque complètement.

Ce fœtus ne présentait aucun stigmate apparent de l'hérédité syphilitique mais l'autopsie fut démonstrative.

De tous ces faits, il ressort qu'on pourrait attribuer, dans certains cas, à l'hypertrophie congénitale des membres la pathogénie des amputations congénitales.

Ces amputations congénitales « sont produites tantôt par « le cordon ombilical, tantôt et le plus souvent par des « brides pseudo-membraneuses développées accidentelle- « ment dans la cavité amniotique » (1). Puisque l'observation nous a montré que sur le pied déposé par Trélat, au Musée de l'Hôpital Saint-Louis, on rencontre à la fois une stricture annulaire, des amputations congénitales des orteils et une exagération de volume de la jambe au-dessous de la constriction, pourquoi ne pas rapporter à la même cause ces troubles si voisins comme situation et qui ne seraient dûs qu'à une différence de degré de l'enserrement par un lien constricteur? Stricture serrée dans les amputations congénitale, stricture lâche dans le cas d'hypertrophie. Sous l'influence de la constriction lâche, des troubles circulatoires se produisent, le membre se tuméfie, augmente de volume, mais comme ces phénomènes, à cause de la stricture peu serrée, se produisent lentement, une vascularisation nouvelle a le temps de se former; aussi, les varices n'existent-elles que rarement sur les membres hypertrophiés. Sous l'influence de l'enclavement, le même état que signalaient Trélat et Monod comme consécutif à une paralysie vaso-motrice, se produit: « Il y a une circulation stagnante, une conges- « tion et, par suite, une exagération de nutrition dans « l'organe atteint. »

En résumé, dnns certains cas, l'hypertrophie congénitale peut reconnaître comme cause une stricture, une compression d'un membre fœtal; mais nous ne commettrons pas l'erreur de prétendre que cette théorie mécanique convient à toutes les formes d'hypertrophie.

(1) *Dict. Dechambre* 1re série, t. IV. Article Amputations congénitales par Simon Duplay, page 2.

La pathogénie susceptible d'expliquer le gigantisme, en effet, est la pathogénie nerveuse ; la cause du gigantisme des membres, de même que celle du gigantisme total résiderait peut-être « dans une prédominance physiologique « des centres nerveux qui président aux fonctions trophi- « ques et au développement de telle ou telle partie de « l'organisme » (1).

Une théorie unique ne semble pas pouvoir s'appliquer aux différentes variétés de l'hypertrophie fausse : aux cas d'hypertrophie éléphantiasiforme, c'est la pathogénie lymphatique qui conviendrait le plus souvent ; quant aux formes régulière et irrégulière, c'est la théorie vasculaire sanguine et la théorie mécanique qu'il faut faire intervenir pour les expliquer.

(1) *Thèse de* Duzéa.

VII

« Un point remarquable dans l'histoire de l'hypertrophie, « c'est que cette malformation progresse surtout après la « naissance. La plupart des observations apprennent que « les doigts hypertrophiés ne se développent pas propor- « tionnellement au reste du corps, mais beaucoup plus que « lui ».

Au cours de la première année, les parties hypertrophiées subissent un accroissement de volume souvent considérable, elles se chargent de graisse et deviennent de plus en plus difformes. Sous l'influence de la puberté, nouvel accroissement ; on voit alors les membres acquérir parfois un développement considérable, comme dans le cas de Galvani. L'augmentation peut encore être due à des inflammations chroniques du membre hypertrophié ; une lichénification des téguments consécutive à des lymphangites à répétition rend encore plus frappante la prédominance du membre malade sur ce membre sain.

Augmentation de l'hypertrophie, adjonction de tumeurs qui déforment le membre, complication d'inflammations chroniques, déformations des doigts produisent une gêne qui ne fait que s'accroître avec l'âge et qui amène le malade à recourir au chirurgien.

Le traitement de l'hypertrophie congénitale des membres est exclusivement chirurgical. On a essayé la compression avec une bande élastique (Maissonneuve). C'est un moyen simple qui, entre les mains de Holmes et de Redard, a donné de bons résultats. Larrey a associé les mouchetures à la compression. On a eu recours aussi à la ligature de l'artère du membre : « Dans l'état actuel de la chirurgie, c'est, dit « Kirmisson, une opération sans gravité et qui mérite cer- « tainement d'être expérimentée ».

L'amputation qu'on a déjà pratiquée plusieurs fois n'a pas toujours été suivie de la guérison : à la suite de l'amputation d'un doigt atteint de macrodactylie, on a pu voir la maladie récidiver et se propager vers la racine du membre. Cette récidive se produit surtout quand, à la place de faire une extirpation totale on s'est contenté d'enlever les tumeurs qui déformaient le membre hypertrophié : « L'am- « putation, méthode bien radicale, dit M. le professeur « Le Dentu, peut devenir nécessaire. Holmes la recom- « mande chez les sujets dont l'hypertrophie digitale n'est « pas symétrique, parce qu'il considère le mal, comme « devant fatalement gagner le bras, si le ou les doigts « atteints ne sont pas retranchés de bonne heure, tandis « que l'hypertrophie symétrique, à cause de sa tendance à « rester stationnaire, n'exige pas aussi impérieusement l'in- « tervention chirurgicale ».

L'indication de l'amputation de la partie hypertrophiée se tire de l'étude des formes, des déformations, des complications et de la gêne accusée par le malade : un membre présentant une hypertrophie irrégulière volumineuse aura de l'avantage à être supprimé (cas de Galvani, cas de M. Morestin, cas de Henderson) (1); au contraire un membre

(1) Voir page 19.

simplement géant devra être respecté puisque non seulement il n'apportera pas de gêne mais que son athlétisme pourra rendre service à celui qui en est porteur. *Ainsi persiste jusque dans le traitement, la dualité que nous avons rencontrée, en clinique, en anatomie pathologique, en pathogénie, entre l'hypertrophie vraie et l'hypertrophie fausse, congénitales des membres*

CONCLUSIONS

1° Tous les états englobés sous le nom générique d'hypertrophie congénitale des membres ne sont pas identiques : *Il n'y a pas une hypertrophie, il y a des hypertrophies.*

2° En se fondant sur la clinique, la physiologie et l'anatomie pathologiques, on peut diviser les hypertrophies congénitales en deux grandes catégories :

Le gigantisme ou hypertrophie vraie de Richardière ;

Le pseudo-gigantisme ou hypertrophie fausse de Richardière.

3° L'hypertrophie fausse se subdivise elle-même en deux variétés :

L'hypertrophie fausse régulière ;

L'hypertrophie fausse irrégulière ;

suivant que le membre a conservé ou non ses formes normales.

4° L'hypertrophie fausse irrégulière reconnaît pour causes :

a) L'addition de tumeurs ;

b) L'inégalité de répartition trop considérable de l'hyperplasie ;

c) La déviation de la partie hypertrophiée, quand il s'agit des doigts.

5° Aux courbures latérales des doigts ou des orteils, à leurs inflexions antérieures, postérieures, il faut ajouter les *déviations suivant l'axe du doigt ou de l'orteil.*

6. Si deux doigts voisins, participant à l'augmentation de volume, offrent des inclinaisons, la déviation peut être soit en sens inverse, et les deux doigts forment en s'écartant un angle à sommet commissural, *soit dans le même sens et les deux doigts s'emboîtent réciproquement.*

7. Les théories explicatives de l'hypertrophie congénitale peuvent être ramenées à trois :

La théorie sanguine;

La théorie nerveuse ;

La théorie lymphatique.

Mais, ne pourrait-on pas échafauder nne théorie mécanique de l'hypertrophie congénitale sur les faits suivants ?

8. *On a signalé, à la racine des portions hypertrophiées, des vestiges de sillons, des strictures circulaires*, en corrélation certaine avec une constriction produite au cours de la vie intra-utérine, soit par le cordon, soit par des brides amniotiques.

9. Il existe des cas où, sur le même membre, il a été observé : des strictures annulaires avec une hypertrophie sous-jacente et des amputations des doigts ou des orteils.

10. D'après une observation de Bar, un fœtus de 8 mois présentait des malformations cutanées (hypertrophie de la paroi antérieure de l'aisselle) en même temps qu'on observait un arrêt de développement de l'amnios et une perforation large des membranes.

11. Aucune des théories *sanguine, lymphatique, nerveuse et mécanique* ne peut, à elle seule, expliquer tous les cas d'hypertrophie congénitale des membres. *A des formes différentes correspondront nécessairement des causes et une pathogénie dissemblables.*

Au gigantisme des membres, il semble que l'on doive appliquer la théorie nerveuse.

A la fausse hypertrophie éléphantiasiforme, à l'hypertrophie lymphangiomateuse, à l'éléphantiasis dit congénital, *qui paraît n'être qu'une variété de l'hypertrophie irrégulière*, conviendra le plus souvent la théorie lymphatique.

Aux hypertrophies régulière ou irrégulière graisseuse, lipomateuse, correspondront les théories vasculaire, sanguine et mécanique.

BIBLIOTHÈQUE NATIONALE R.F. IMPRIMÉS

IMPRIMERIE F. DEVERDUN, BUZANÇAIS (INDRE).

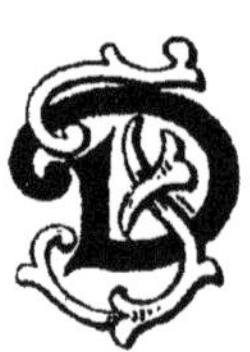

BUZANÇAIS (INDRE), IMPRIMERIE F. DEVERDUN.

BIBLIOTHEQUE NATIONALE DE FRANCE
3 7531 03272536 9

www.ingramcontent.com/pod-product-compliance
Ingram Content Group UK Ltd.
Pitfield, Milton Keynes, MK11 3LW, UK
UKHW021623260726
13994UKWH00003B/1044